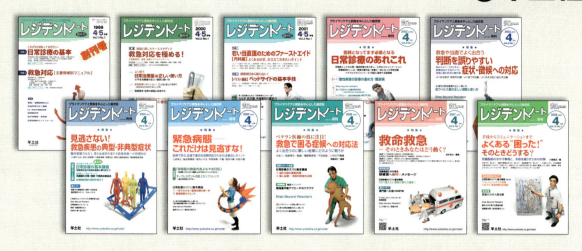

おかげさまで20年

レジデントノートは2018年度で
『創刊20年目』となりました．
これからも読者の皆さまに寄りそい，
「読んでてよかった！」と思っていただける内容を
お届けできるよう努めてまいります．
どうぞご期待ください！

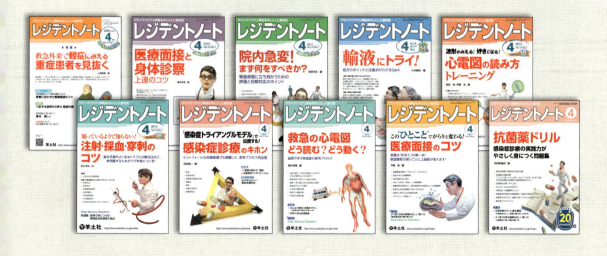

皆さまの声をお聞かせください

レジデントノートは臨床現場で日々奮闘されている読者の皆さまの声を何よりも大切にしています．小誌のご感想や取り上げてほしい内容などがありましたら，下記のメールアドレスへぜひお知らせください．お待ちしております． rnote@yodosha.co.jp

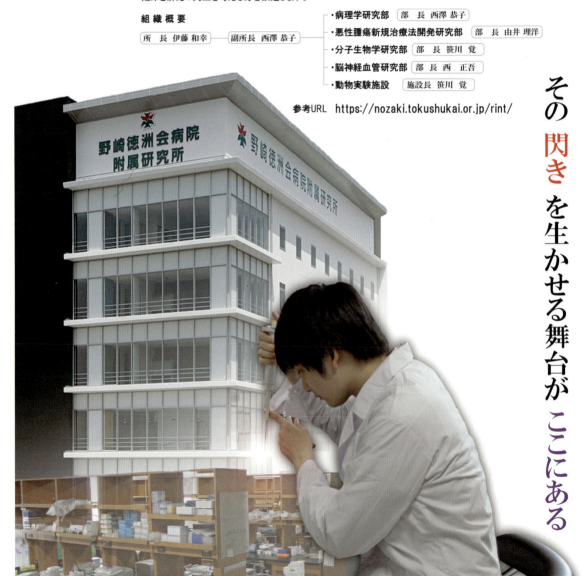

特集

抗菌薬ドリル
感染症診療の実践力がやさしく身につく問題集

編集／羽田野義郎（聖マリア病院 感染症科）

特集にあたって	羽田野義郎	22
回答記入用紙		25
これだけは覚える！感染症診療に必要な微生物の知識	沖中友秀，山口浩樹，小松真成	26
抗菌薬の基礎知識 ①　ペニシリン系・セフェム系	石原あやか，石岡春彦	34
抗菌薬の基礎知識 ②　カルバペネム系・抗MRSA薬	藤田浩二	40
抗菌薬の基礎知識 ③　その他の重要な抗菌薬（内服抗菌薬を中心に）	石井隆弘	46
抗菌薬は必要？ それとも？	野木一孝，北 和也	53
empiric therapy の考え方	岡 祐介，濵田洋平	61
効果判定・経過観察のしかた	山口裕崇，山口征啓	68
培養結果が判明した後の抗菌薬選択，内服薬へ切り替えのタイミング	戸田祐太，森岡慎一郎	73
抗菌薬のやめどき・治療がうまくいかないときのアプローチ	山本泰正，倉井華子	81
菌血症のマネジメント	羽田野義郎	87

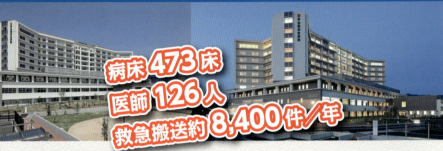

レジデントノート contents

2018 Vol.20-No.1 4

連載

実践！画像診断Q&A—このサインを見落とすな
- 大量の発汗，頻脈，意識障害で搬送された若年男性 …… 沢田孝平，中尾篤典 ……… 7
- 乾性咳嗽を主訴に来院した50歳代女性 …………………… 北村淳史，山口哲生 ……… 9

【特別掲載】初期研修医，専攻医になるときの心構え ハイパフォーマーを目指せ！
…………………………………………………………………………………… 徳田安春 ……… 97

なるほどわかった！日常診療のズバリ基本講座
- 研修医の皆さんへ「手指衛生なしに，患者に触れることなかれ」…… 山口征啓 ……… 106

臨床検査専門医がコッソリ教える…検査のTips！
- 第13回　はじめての腹部エコー！さて，何から始めたらよいの？ …… 五十嵐 岳 ……… 112

みんなで解決！病棟のギモン
- 第25回　フロセミドは腎臓に悪い？急性心不全の腎うっ血とは …… 勝木俊臣 ……… 114

よく使う日常治療薬の正しい使い方
- 心肺蘇生に用いる薬の使い方 ……………………………… 添田 博，織田 順 ……… 121

循環器セミナー 実況中継 The Reality of Drug Prescription
- 第5回　循環器関連薬剤⑤ 脂質異常症治療薬と抗血小板療法：前編
  …………………… 山根崇史，西原崇創，田中寿一，永井利幸，水野 篤，香坂 俊 ……… 126

こんなにも面白い医学の世界 からだのトリビア教えます
- 第43回　10円ハゲができた！！ ………………………………………… 中尾篤典 ……… 133

眼科エマージェンシー こんなときどうする？
- 第29回　眼脂と充血でつらい！ ………………………………………… 徳毛花菜 ……… 134

[エッセイ] 対岸の火事，他山の石
- 第199回　「ムンテラ」の効能 ………………………………………… 中島 伸 ……… 137

総合診療はおもしろい！ 〜若手医師・学生による活動レポート
- 第55回　WONCA APRC 2017 in パタヤ 体験記 ……………………… 坂井雄貴 ……… 140

※ Step Beyond Resident は福井県大雪のためお休みさせていただきます．

お知らせ/141　バックナンバー/150　増刊号/152　次号予告/153　奥付/154　広告インデックス/後付　表紙立体イラストレーション/野崎一人

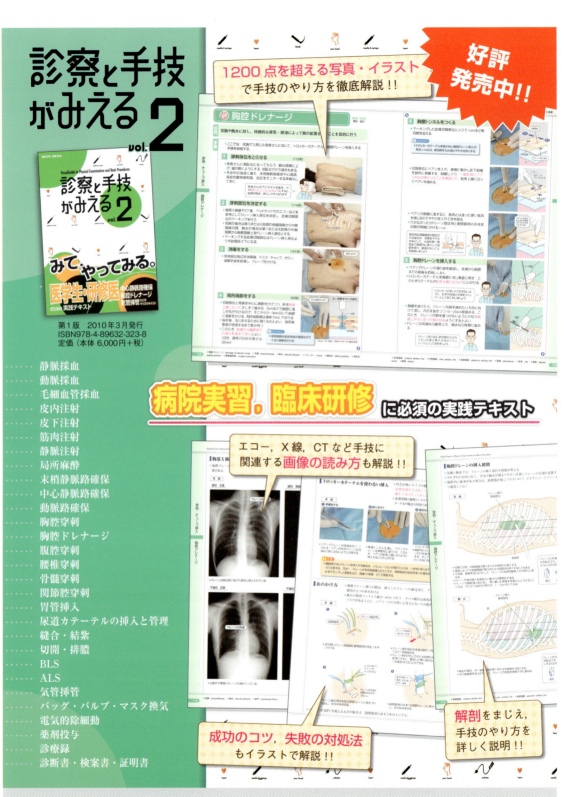

実践！画像診断 Q&A - このサインを見落とすな

Case1 ［救急画像編］

大量の発汗，頻脈，意識障害で搬送された若年男性

（出題・解説）沢田孝平，中尾篤典

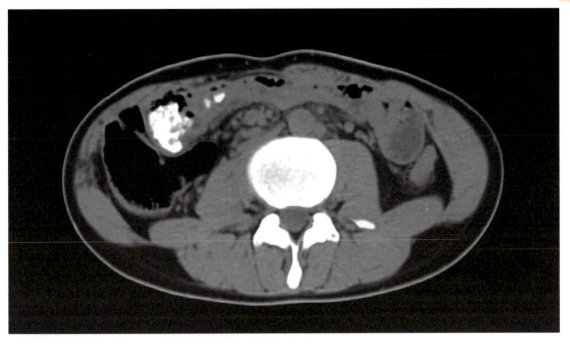

図1　来院時腹部CT（横断像）

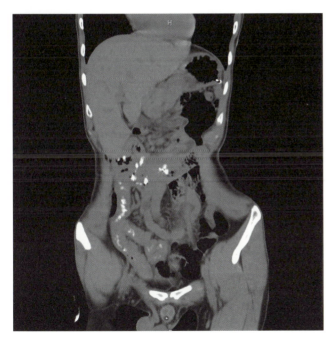

図2　来院時胸腹部CT（冠状断像）

病歴

症例：10歳代後半男性．
現病歴：痙攣して呼びかけに反応しない傷病者を帰宅した家族が発見し救急要請．最近3カ月以内に受診歴なし，内服歴なし．頭部CT，MRI，血液生化学検査，髄液検査で特記すべき異常所見を認めず，著明な発汗あり．体温36.4℃，血圧122/67 mmHg，脈拍134/分．

問題

胸腹部CTを示す（図1，2）．
Q1：CTの所見は？
Q2：確定診断のために追加でどんな検査を行い，治療を行っていくか？

Kohei Sawada[1]，Atsunori Nakao[2]（1 岡山大学病院 卒後臨床研修センター，2 岡山大学 高度救命救急センター）

Answer

カフェイン中毒

A1：腸管内に高吸収構造物を認める（図1, 2 〇）．

A2：CTの所見から，意識障害の鑑別として薬物中毒を疑い，薬物中毒検出用キット（トライエージ®）にて検査を行う．詳細な病歴聴取を行い，本人の意識がない場合，家族や同僚などにも最近の薬剤使用歴（空のカプセルや残薬の有無）や，精神科受診歴，自殺企図がなかったかを確認する．

解説

意識障害をきたした患者では，急性薬物中毒の鑑別が必要であるが，しばしば病歴聴取ができなかったり，薬物の特定ができないことがある．本症例では，消化管内に存在する高吸収域（未消化の錠剤）から，急性薬物中毒を強く疑い診断に至ることができた．CT は 98.5 % の特異度で急性薬物中毒を指摘でき，有用なツールである[1]．

カフェインは嗜好品，感冒薬だけでなく，眠気予防薬に含まれている．近年はいわゆる「自殺サイト」で紹介され，インターネットで大量にしかも容易に購入できることから，カフェイン中毒が増加している．

カフェイン中毒では交感神経刺激作用が出現し，初期症状として食欲不振，振戦，不穏，悪心，嘔吐，頻脈などが起こる．重症例では，低カリウム血症，高血糖，代謝性アシドーシス，横紋筋融解症，低血圧，意識障害，痙攣発作，不整脈などがみられる．カフェインの半減期は 3〜6 時間で，症状および，検査値異常の多くは摂取から数時間後に起こる．血中致死濃度は 100 mg/L 以上とされているが，血中カフェイン濃度は通常は測定できず，外注で時間がかかるため，ほとんどの場合には病歴聴取，臨床症状で診断・治療を開始する．

カフェインに対する拮抗薬，解毒剤はなく，カフェイン中毒に対する一般的治療は，対症療法，排泄促進手段としての血液透析，血液灌流が有効である．活性炭消化管内投与が有効であるという証拠はない．循環作動薬や抗不整脈薬には抵抗性で，重篤な副作用をきたした場合には死亡例も報告されている．

本症例では，血圧低下，著明な発汗，心室頻拍を認めており，直ちに気管挿管後，人工呼吸管理とし，循環管理，痙攣対策，電解質補正を行った．血中カフェイン濃度測定により診断が確定したのが 24 時間以降であったため，血液吸着は行わず症状は輸液で軽快した．

本症例は，消化管内に未消化の錠剤と思われる高吸収領域を認めたことから薬物中毒を疑ったが，薬物中毒検出用キット（トライエージ®）では陰性であった．カフェインや SSRI はこれらのキットでは診断できないこともあり，注意が必要である．

家族によると，患者はストレスを抱えていたが，抗不安薬などの薬物は処方されていなかった．翌日，家族から，ゴミ箱に捨ててあるカフェインの空瓶を発見したと連絡があり，患者自らが自殺を目的としてインターネットで購入したものと判明した．

今後本邦でカフェイン中毒は増加すると思われ，注目しておくべき病態である．

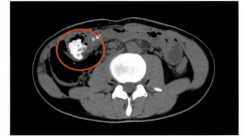

図1　来院時腹部CT（横断像）

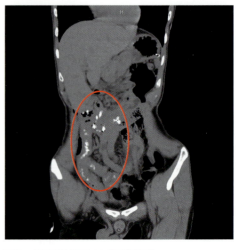

図2　来院時胸腹部CT（冠状断像）

文献

1) Yanagawa Y, et al：Usefulness of computed tomography in the diagnosis of an overdose. Acta Med Okayama, 65：33-39, 2011

Case2 [胸部編]

乾性咳嗽を主訴に来院した50歳代女性

(出題・解説) 北村淳史, 山口哲生

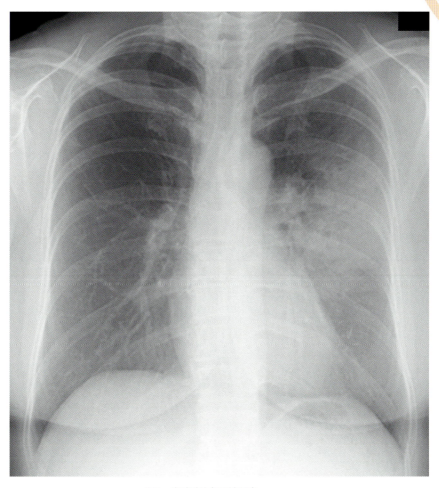

図1 来院時胸部X線写真

病歴

1週間前からの乾性咳嗽, 37℃台の発熱を主訴に当院を紹介されて受診した.
喫煙歴:なし. **飲酒**:機会飲酒. **職業**:会社員(事務).
既往歴:6カ月前;左の乳癌に対し乳房部分切除+術後放射線療法を施行.
身体所見:左前胸部にfine cracklesあり, 心雑音聴取なし.
　体温 37.2 ℃, 血圧 120/83 mmHg, 脈拍 85回/分, 呼吸数 15回/分, SpO₂ 98 % (room air).
検査所見:白血球 7,700 /μL, Hb 12.9 g/dL, 赤血球 421×10⁴/μL, TP 6.5 g/dL, Alb 3.5 g/dL, LDH 208 U/L〔正常値118〜223(U/L)〕, ALP 731 U/L〔正常値103〜289(U/L)〕, CRP 9.15 mg/dL.
尿所見:タンパク(-), 糖(-), 潜血(-)

問題

Q1:画像所見(図1)はどうか?
Q2:どのような疾患を鑑別に考えて, 次にどのような検査をするか?

Atsushi Kitamura[1], Tetsuo Yamaguchi[2] (1 聖路加国際病院 呼吸器内科, 2 東京メディサイトクリニック)

乳癌放射線治療後の器質化肺炎

ある1年目の研修医の診断

胸部X線写真（図1）にて左中肺野に浸潤影を認める．市中肺炎などを考え，CT撮影する必要がある．

解答

A1：左中肺野に浸潤影を認める．
A2：病歴より乳癌放射線治療後の器質化肺炎をまず疑う．CT撮影にて病変分布を確認する必要がある．

解説

　胸部X線写真（図1）にて，左中肺野に浸潤影を認める（〇）．市中肺炎の可能性もあるが，既往に乳癌の放射線治療歴があり，まず第一に乳癌放射線治療後の器質化肺炎を鑑別にあげたい．CT（図2）では左上葉S3を中心に浸潤影（〇）が広がり，気管支透亮像が明らかである．また周囲にすりガラス影（〇）を伴っている．浸潤影が照射側に一致して非区域性に出現しており，乳癌放射線治療後の器質化肺炎と診断した．

　乳癌放射線治療後の2.3％に器質化肺炎を発症したとの報告[1]もあり，本疾患は決して稀な疾患ではない．自然に消退する場合があり，自覚症状を伴わない場合は，経過観察する場合もあるが，自覚症状を伴う場合は，ステロイド治療の適応である．対側肺に出現する場合や部位を変えて再発する場合もある．本症例は自覚症状を伴って発症しており，ステロイドによる治療の適応と判断し，プレドニゾロンを0.5 mg/kg/日で投与し，すみやかに自覚症状と陰影の改善を得た（図3）．その後2週間ごとに－5 mgずつ減量とし中止した．ステロイド中止後も再燃なく経過している．

　乳癌患者は増加傾向にあり，本疾患に遭遇する可能性もますます増えていくものと思われる．

文献

1) Katayama N, et al：Analysis of factors associated with radiation-induced bronchiolitis obliterans organizing pneumonia syndrome after breast-conserving therapy. Int J Radiat Oncol Biol Phys, 73：1049-1054, 2009

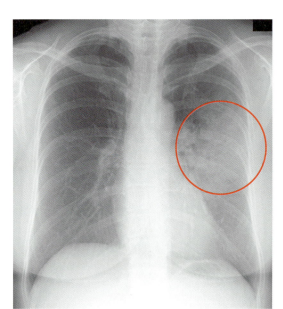

図1　来院時胸部X線写真

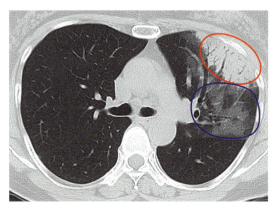

図2　胸部単純CT

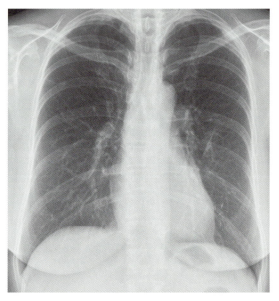

図3　胸部X線写真（治療後）

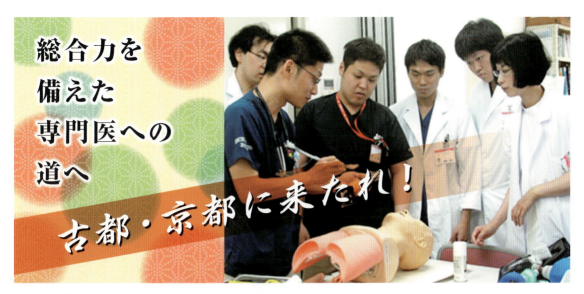

総合力を備えた専門医への道へ
古都・京都に来たれ！

専攻医募集 KYOTO MIN-IREN

急性期病院をはじめ地域密着型の小規模病院、診療所、僻地医療の体験など幅広いフィールドでの研修が可能！

2018年度専攻医募集プログラム

内科／定員8名
京都民医連内科専門研修プログラム
基幹施設 ● 京都民医連中央病院
初期臨床研修指定病院

総合診療科／定員2名
京都家庭医療学センター
総合診療専門研修プログラム
基幹施設 ● 上京診療所
家庭医・診療所志望対応

総合診療科／定員2名
京都民医連中央病院
総合診療専門研修プログラム
基幹施設 ● 京都民医連中央病院
病院総合医志望対応

総合診療科／定員2名
京都北部
総合診療専門研修プログラム
基幹施設 ● 京都協立病院
病院総合医・地域医療志望対応

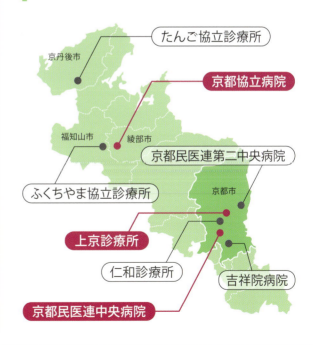

 京都民主医療機関連合会

〒615-0004 京都市右京区西院下花田町21-3番地 春日ビル4階
TEL／075-314-5011　FAX／075-314-5017
E-mail／yoshida@kyoto-min-iren.org
http://www.kyoto-min-iren.org

医療を想い、社会に貢献する。

高額アルバイトの
ご相談はMRT

MRTが選ばれる理由

- 100万件超の紹介実績 ※2018年1月現在
  - 毎日案件更新 / 豊富な種類の案件
- 専任チームが対応
  - お電話1本で案件紹介 / きめ細やかな対応
- 様々な案件をご紹介
  - リアルタイムで案件更新 / 独自システム

https://medrt.com   MRT 医師

MRT株式会社
Tel:03-6415-5281
厚生労働大臣許可番号 13-ユ-010403

東京本社：〒150-0041 東京都渋谷区神南1-18-2 フレーム神南坂3階
大阪営業所：〒542-0086 大阪府大阪市中央区西心斎橋1-10-4 エースビル2階
名古屋営業所：〒460-0008 愛知県名古屋市中区栄3-2-3 名古屋日興證券ビル4階
福岡営業所：〒810-0001 福岡県福岡市中央区天神1-15-5 天神明治通ビル8階

2018年1月作成

日本医科大学付属病院 総合診療センター

専修医・大学院生・スタッフ募集

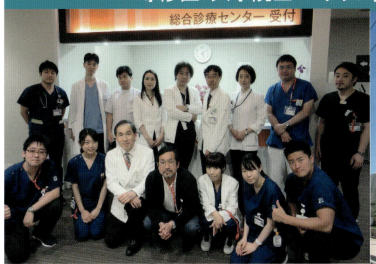
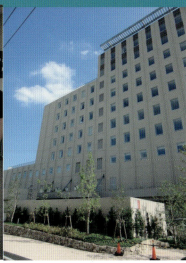

総合診療の新たな開拓と挑戦
2017年10月新病院完成

* 多彩なバックグラウンドを持った指導医がいます。
* 内科疾患から外傷まで幅広い疾患が経験できます。
* 大学病院ならではの教育・研究に関与しています。
  総合医療・健康科学の分野でユニークな基礎・臨床研究が行えます。
* 自主性を重んじる、自由な雰囲気が特徴です。
* 地域医療連携研修施設
  亀田ファミリークリニック、さんむ医療センター、秩父病院　等

総合診療専門医、内科専門医の取得も可能
待遇 3年目：年収700万〜1100万程度（外勤含む）

【お問い合わせ・病院見学お申込み先】
日本医科大学付属病院 総合診療センター

〒113-8603　東京都文京区千駄木1-1-5
TEL 03-3822-2131/FAX 03-5814-6610
E-mail soushin@nms.ac.jp
　　 or t-ohara@nms.ac.jp （医長　小原俊彦）
ホームページ http://nmssoushin-sendagi.com/

信頼されて20年

レジデントノートは
2018年も研修医に寄りそいます！

レジデントノートの年間定期購読

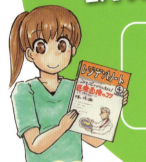

- 発行後すぐお手元に
- 送料無料 ※1
- 年間を通して満遍なく勉強できる！

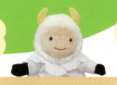

4つのプランで随時受付中！

冊子のみ
- 通常号（月刊12冊）　本体 **24,000**円+税
- 通常号（月刊12冊）＋増刊（6冊）　本体 **52,200**円+税

WEB版 ※2,3（通常号のみ）購読プラン
- 通常号（月刊12冊）＋ WEB版　本体 **27,600**円+税
- 通常号（月刊12冊）＋増刊（6冊）＋ WEB版　本体 **55,800**円+税

※1 海外からのご購読は送料実費となります
※2 WEB版の閲覧期間は、冊子発行から2年間となります
※3 「レジデントノート定期購読WEB版」は原則としてご契約いただいた羊土社会員の個人の方のみご利用いただけます

（雑誌価格は改定される場合があります）

大好評　定期購読者限定プラン！
レジデントノート WEB版

レジデントノート通常号（月刊）がWEBブラウザでもご覧いただけます
困ったときにその場で見られる便利なプランです

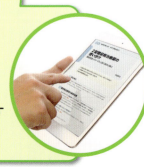

発行 羊土社

期間限定！プレゼントキャンペーン実施中！
2018年2月9日～6月29日

新規申込で **オリジナルペンライト**（瞳孔ゲージ付）
最初に手にする研修医の必需品！
※デザイン・色は変更になる可能性がございます

さらに **レジデントノート創刊20年目記念特典**として
新規申込 または **継続申込** いただいた方全員に
書籍「こんなにも面白い医学の世界 からだのトリビア教えます」を進呈！

新刊・近刊のご案内

月刊　"実践ですぐに使える"と大好評！

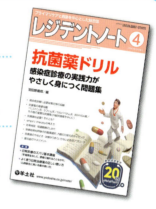

5月号（Vol.20-No.3）
X線所見から絞り込む
胸部画像診断（仮題）
編集／芦澤和人

6月号（Vol.20-No.4）
夜間外来でよく困る薬の使い方（仮題）
編集／薬師寺泰匡

増刊　1つのテーマをより広く、より深く、もちろんわかりやすく！

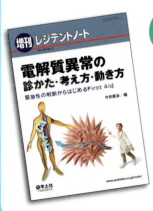

Vol.20-No.2（2018年4月発行）
電解質異常の診かた・考え方・動き方
緊急性の判断からはじめるFirst Aid
→p.17もご覧ください！
編集／今井直彦

Vol.20-No.5（2018年6月発行）
循環器診療のギモン、百戦錬磨のエキスパートが答えます！
救急から病棟まで、タイムラインに沿った臨床現場の疑問に答えるQ&A（仮題）
編集／永井利幸

以下続刊…

随時受付！右記からお申込みいただけます
● お近くの書店で ▶ レジデントノート取扱書店（小社ホームページをご覧ください）
● ホームページから ▶ www.yodosha.co.jp/
● 小社へ直接お申込み ▶ TEL 03-5282-1211（営業）　FAX 03-5282-1212

Book Information

大人気シリーズの第1巻がついに改訂！

改訂版
ステップ ビヨンド レジデント
❶ 救急診療のキホン編　Part1

心肺蘇生や心電図、アルコール救急、
ポリファーマシーなどにモリモリ強くなる！

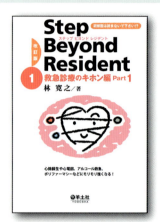

著／林　寛之（福井大学医学部附属病院総合診療部）

□ 定価（本体 4,500円＋税）　□ B5判　□ 400頁　□ ISBN 978-4-7581-1821-7

- 研修医指導虎の巻，シリーズ第1巻が全面改稿・超大幅ボリュームアップで帰ってきました！
- 心肺蘇生や心電図，ポリファーマシーなど救急で必ずおさえておきたい知識を解説！
- 最新の世界標準のエビデンスが満載で，ワンランク上を目指すポストレジデント必携の一冊！

目次

1章　気道を制するものは，救急を制す！	6章　酒の一滴は血の一滴？
2章　Step Beyond BLS & ACLS	〜アルコール救急の pitfall 〜
3章　ECG アップグレード	7章　知って得する薬の御法度
4章　救急室の困ったチャン	8章　高齢者虐待，児童虐待，DV
5章　うそか誠か？	〜虐待のエキスパートになる〜
とかくこの世は，騙し騙され…	9章　ER での悲しい出来事 Grieving in ER

シリーズ既刊

❷ 救急で必ず出合う疾患編

□ 定価（本体 4,300円＋税）　□ B5判
□ 238頁　□ ISBN978-4-7581-0607-8

❺ 外傷・外科診療のツボ編 Part2

□ 定価（本体 4,300円＋税）　□ B5判
□ 220頁　□ ISBN978-4-7581-0653-5

❸ 外傷・外科診療のツボ編
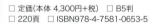
□ 定価（本体 4,300円＋税）　□ B5判
□ 214頁　□ ISBN978-4-7581-0608-5

❻ 救急で必ず出合う疾患編 Part3

□ 定価（本体 4,300円＋税）　□ B5判
□ 222頁　□ ISBN978-4-7581-0698-6

❹ 救急で必ず出合う疾患編 Part2

□ 定価（本体 4,300円＋税）　□ B5判
□ 222頁　□ ISBN978-4-7581-0645-0

❼ 救急診療のキホン編 Part2
□ 定価（本体 4,300円＋税）　□ B5判
□ 248頁　□ ISBN978-4-7581-1750-9

発行　羊土社 YODOSHA

〒101-0052　東京都千代田区神田小川町2-5-1　TEL 03(5282)1211　FAX 03(5282)1212
E-mail：eigyo@yodosha.co.jp
URL：www.yodosha.co.jp/

ご注文は最寄りの書店，または小社営業部まで

増刊 レジデントノート

1つのテーマをより広くより深く

□ 年6冊発行　□ B5判

レジデントノート Vol.20 No.2　増刊（2018年4月発行）

電解質異常の診かた・考え方・動き方
緊急性の判断からはじめるFirst Aid

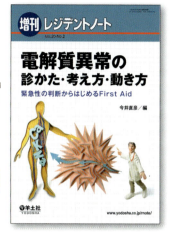

編集／今井直彦

□ 定価（本体4,700円＋税）　□ 約182頁　□ ISBN978-4-7581-1606-0

- 各電解質異常の症状や心電図異常，注意すべき薬剤についてじっくり解説！
- 動き方の判断に関わる"緊急性の有無"の見分け方から診断，治療の選択までわかる
- 症例も豊富に収録！読めば経験値がアップする！

本書の内容

第1章　総論：電解質異常の緊急性：電解質異常の緊急性の有無

第2章　総論：電解質異常でみられる症状と心電図異常：
電解質異常でみられる症状と電解質異常を疑うポイント／電解質異常でみられる心電図異常

第3章　総論：薬剤，高齢者，担癌患者と電解質異常：
電解質異常に注意すべき薬剤／高齢者と電解質異常／担癌患者と電解質異常

第4章　各論：電解質異常の症状，原因，診断，治療：
ナトリウム／カリウム／カルシウム／リン／マグネシウム

第5章　症例から学ぶ電解質異常の診かた・考え方・動き方
1. 緊急性がある症例にどう対処する？：症候性の高ナトリウム血症と細胞外液量低下の症例／筋力低下を伴った低リン血症の症例／致死的な症状を伴った高マグネシウム血症の症例 などほか7項目
2. 緊急性がない症例にどう対処する？：中枢神経症状に乏しい高ナトリウム血症と細胞外液量増加の症例／血液透析導入時に発症した高リン血症の症例／コントロール不良の糖尿病を伴った低マグネシウム血症の症例 などほか7項目

電解質異常診療の基礎力と実践力が同時に鍛えられる！

発行　羊土社 YODOSHA
〒101-0052　東京都千代田区神田小川町2-5-1　TEL 03(5282)1211　FAX 03(5282)1212
E-mail：eigyo@yodosha.co.jp
URL：www.yodosha.co.jp/

ご注文は最寄りの書店、または小社営業部まで

Book Information

改訂第3版 ステロイドの選び方・使い方 ハンドブック

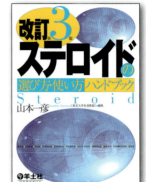

編集／山本一彦

- □ 定価(本体 4,300円＋税)　□ B6判　□ 375頁　□ ISBN978-4-7581-1822-4

- 具体的な処方例・幅広い疾患の解説などいいところはそのままに，内容のアップデートを行い，新規項目を追加．
- 対応疾患は48！さらに充実の1冊となりました．

「ステロイドの実用書といえばこの1冊」の大好評書が改訂！

麻酔科研修チェックノート 改訂第6版

書き込み式で研修到達目標が確実に身につく！

著／讃岐美智義

- □ 定価(本体 3,400円＋税)　□ B6変型判　□ 455頁　□ ISBN978-4-7581-0575-0

- 麻酔科医に必須の知識と手技・コツを簡潔に整理．図表も豊富に掲載
- 重要ポイントを確認できるチェックシート付き．しかも，ポケットサイズ！
- 発行依頼，クチコミで絶大な支持を得ている好評書の最新版

「麻酔科研修に必須」と選ばれ続ける超ロングセラーを改訂！

100倍楽しくなる 麻酔科研修30日ドリル

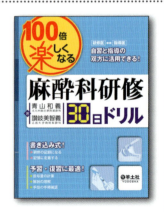

著／青山和義，讃岐美智義

- □ 定価(本体 2,900円＋税)　□ B5変型判　□ 219頁　□ ISBN978-4-7581-1112-6

- 30日で研修の重要ポイントが確認できる書き込み式ワークノート
- 薬剤の計算，手技の手順，解剖など，現場ですぐに必要な内容を掲載
- 研修の予習・復習はもちろん，指導用にも使えます

明日の研修がうまくいく！書き込むだけでスタートアップ！

発行　羊土社 YODOSHA　〒101-0052　東京都千代田区神田小川町2-5-1　TEL 03(5282)1211　FAX 03(5282)1212
E-mail：eigyo@yodosha.co.jp
URL：www.yodosha.co.jp/

ご注文は最寄りの書店，または小社営業部まで

Book Information

MRIに強くなるための原理の基本 やさしく，深く教えます

物理オンチでも大丈夫。撮像・読影の基本から最新技術まで

著／山下康行（熊本大学大学院生命科学研究部 放射線診断学分野）

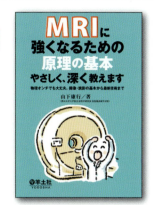

- □ 定価（本体 3,500円＋税）　□ A5判　□ 166頁　□ ISBN978-4-7581-1186-7

- 難しい理屈は最小限にし，豊富なイラストでやさしく解説
- MRIのしくみ，読影の基本，撮像法の使い分けなどモヤモヤしていたことが腑に落ちる！

MRIの原理を知って撮像・読影に強くなるための入門書

やさしくわかるECMOの基本

患者に優しい心臓ECMO、呼吸ECMO、E-CPRの考え方教えます！

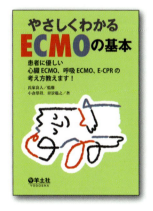

監修／氏家良人　著／小倉崇以，青景聡之

- □ 定価（本体 4,200円＋税）　□ A5判　□ 200頁　□ ISBN978-4-7581-1823-1

- 難しいと思われがちなECMOについて，基礎知識からやさしく解説！
- 軽妙洒脱な対話形式で，「患者に優しい管理」を楽しく学べます．
- 基本から学びたい医師やメディカルスタッフにおすすめです！

はじめてECMOを学びたい人のための入門書！

診断力を鍛える！症候足し算

症候の組合せから鑑別疾患を想起するトレーニング

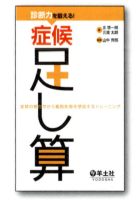

著／北 啓一朗，三浦太郎　監修／山中克郎

- □ 定価（本体 2,800円＋税）　□ B6変型判　□ 215頁　□ ISBN978-4-7581-1817-0

- 「疾患」と，その疾患に特徴的な「症候」を足し算で表わした，診断力強化ドリル．300超の足し算式で，適切な鑑別疾患を想起する力が身につく．
- 確定診断のための「次の一手」や，各疾患の鑑別ポイントも掲載．

診断力を強化する，シンプルで，かつ効果的なトレーニング法

発行　羊土社 YODOSHA　〒101-0052　東京都千代田区神田小川町2-5-1　TEL 03(5282)1211　FAX 03(5282)1212
E-mail：eigyo@yodosha.co.jp
URL：www.yodosha.co.jp/

ご注文は最寄りの書店，または小社営業部まで

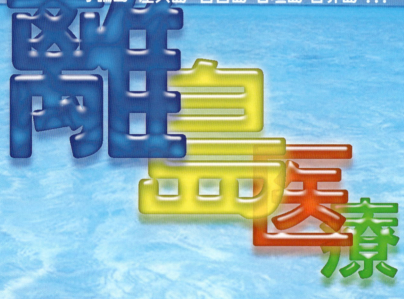

抗菌薬ドリル
感染症診療の実践力が
やさしく身につく問題集

特集にあたって	22
回答記入用紙	25
これだけは覚える！感染症診療に必要な微生物の知識	26
抗菌薬の基礎知識 ① ペニシリン系・セフェム系	34
抗菌薬の基礎知識 ② カルバペネム系・抗MRSA薬	40
抗菌薬の基礎知識 ③ その他の重要な抗菌薬（内服抗菌薬を中心に）	46
抗菌薬は必要？ それとも？	53
empiric therapy の考え方	61
効果判定・経過観察のしかた	68
培養結果が判明した後の抗菌薬選択，内服薬へ切り替えのタイミング	73
抗菌薬のやめどき・治療がうまくいかないときのアプローチ	81
菌血症のマネジメント	87

特集にあたって

羽田野義郎

1 日本の感染症診療の変化

　「東京楽しいよ！」と先輩に言われ九州から上京，東京で初期研修をはじめた私が病棟でまず直面したのは，（一番大事なのは社会人としての常識と教わりましたが）どの患者さんでも必要な栄養，疼痛コントロール，不眠，せん妄，電解質の解釈や補正方法などの対応でした．救急病院で勤務している私にとっては抗菌薬も実際に処方することが多くその1つでしたが，一気にたくさんの名前が登場し，使用する抗菌薬の種類や量も薬によって，患者さんによって，同じ状況でも指導医によって違うし…ということで，もう何が何だかわかりませんでした．感染症疾患のマネジメントにすごく苦労したので何とかするために教えていただき，問題解決のために学ぶなかで気づけば総合内科，感染症専門研修を終え，現在は感染症屋さんとして勤務しています．

　この10年で日本の感染症診療は大きく変わりました．まだまだ不足しているとはいえ，現在は感染症医や（感染症に詳しいことの多い）総合内科医，総合診療医が増えてきており，感染症診療のスタンダードを教えていただく機会が増え，また仮にそうでなくても，現在は素晴らしい図書が多数出版されており，情報を得やすい時代となりました．医師国家試験で血液培養を何セットとるかを問うような問題も，本誌を手にとられている方々にとっては2セットというのが常識かもしれませんが，当時は1セットだったりしたものです．

2 抗菌薬：ほかの薬剤との違いは？

　抗菌薬がほかの薬剤と決定的に違う特徴があるとすれば，それは「人体と体内に存在する微生物の両方，そして人体だけでなく環境に影響を与える」ということです．抗菌薬を使用すれば患者さんは治りますが，その一方で体内には耐性菌の出現のリスクが残り，それがほかの患者さんに伝播します．また環境中では，例えば農業や畜産業の世界では抗菌薬がたくさん使用されています．微生物の側からみれば，生き長らえるために耐性機構を

表 感染症診療のロジック
① 患者背景を理解する ② どの臓器の感染症？ ③ 原因となる微生物は？ ④ どの抗菌薬を選択？ ⑤ 適切な経過観察

文献1より引用．

もつのは当然のことで，それはヒト同様の進化の過程をたどっています．微生物との戦いにおいてヒトは，ペニシリンとそれに続く抗菌薬の開発により一時的に優位に立ちましたが，その後微生物の進化に対し新たな抗菌薬開発が手詰まりの状況となっており，現在ヒトは劣勢となっています〔この状況，映画パシフィック・リムのKAIJU（怪獣）とそれに対峙するために人類が開発するヒト型巨大ロボット：イェーガーの関係に似ています．第1世代イェーガーのチェルノ・アルファはペニシリンのようで好感がもてます．興味があればどうぞ〕．抗菌薬は「使えば使うほど使えなくなる」という特殊な薬剤であり，新たな開発も困難な状況となりつつありますので，今ある抗菌薬を大事に使うこと（使わないという判断も含めて）が全医療者に求められています．

3 感染症診療＝抗菌薬学，微生物学だけではない．しかし非常に大事な一部分ではある

　筆者の経験上，感染症に興味のある方は，私がそうであったようにまず抗菌薬や微生物を勉強してときにオタクレベルになる方々が一定数います．それは素晴らしいことなのです！しかしながら抗菌薬や微生物の特徴を熟知していることは非常に大事なのですが，診療上必須の種類はそんなに多くはありません．目の前の患者さんの背景や重症度と微生物の両方を勘案して治療することとなります．どうにかしたいのは悪さをしている微生物ではなくてヒト（患者さん）ということですね．今回は問題集形式であり，また誌面にも限りがあるため総論にはふれていませんが，あくまで治療するのは患者さんであり，患者背景を理解しどの臓器に問題があるのか（感染症？非感染症？など鑑別診断をあげることを含めて），問題を起こしている微生物はどれなのか？など内科の基本を考えることが最も大事です（表）．この特集でそのベースとなる抗菌薬や状況別の対応の知識を学んでいただければ幸いです．

4 この特集のねらい

　この特集は臨床の最前線でスタンダードな感染症診療を実践されている先生方にご執筆いただき，初期研修医が総合内科や感染症科など感染症を扱っていることが多い診療部門

を1,2カ月ローテートする間にこの辺りまではおさえてほしいという内容を,問題形式で呈示してもらう形としています.これからそれらの科をローテートする入職したての皆さんも,すでにローテート済みの皆さんも,この問題を解いてみて学習にお役立ていただけますと幸いです.

■ 引用文献

1)「感染症診療のロジック」(大曲貴夫/著),南山堂,2010

Profile

羽田野義郎(Yoshiro Hadano)

聖マリア病院 感染症科
2005年 宮崎大学卒業.国立国際医療センター(現:国立国際医療研究センター)初期研修,2012年 静岡県立静岡がんセンター感染症内科フェローシップ修了.研修医の頃に勉強させていただいていたレジデントノートを今回編集させていただくのは非常に感慨深いものがあります.

レジデントノート2018年4月号特集「抗菌薬ドリル」回答記入用紙

今の力をチェックしてみよう！　　　　　　　　　　　　　　　　　　　　　回答日：　　　年　　月　　日

		回答			回答
これだけは覚える！感染症診療に必要な微生物の知識 (pp.26〜33)	問題1		empiric therapy の考え方 (pp.61〜67)	問題1	
	問題2			問題2	
	問題3			問題3	
	問題4			問題4	
抗菌薬の基礎知識① ペニシリン系・セフェム系 (pp.34〜39)	問題1		効果判定・経過観察のしかた (pp.68〜72)	問題1	
	問題2			問題2	
	問題3			問題3	
抗菌薬の基礎知識② カルバペネム系・抗MRSA薬 (pp.40〜45)	問題1		培養結果が判明した後の抗菌薬選択，内服薬へ切り替えのタイミング (pp.73〜80)	問題1	
	問題2			問題2	
	問題3			問題3	
	問題4		抗菌薬のやめどき・治療がうまくいかないときのアプローチ (pp.81〜86)	問題1	
抗菌薬の基礎知識③ その他の重要な抗菌薬 (pp.46〜52)	問題1			問題2	
	問題2			問題3	
	問題3		菌血症のマネジメント (pp.87〜91)	問題1	
抗菌薬は必要？それとも？ (pp.53〜60)	問題1			問題2	
	問題2		正解数		／32
	問題3				

0〜10点：まだまだ…　　　11〜20点：もう少し！　　　21〜30点：デキる！　　　31〜32点：バッチリ！

＊MEMO＊

特集　抗菌薬ドリル

これだけは覚える！感染症診療に必要な微生物の知識

沖中友秀，山口浩樹，小松真成

はじめに

　病歴と身体所見を駆使して感染臓器を絞り込み，血液検査や画像検査などの検査所見から感染臓器を特定し，血液培養を含めた細菌検査も提出した．いざっ治療！ となったとき「○○菌を想定して△△を使います！」と抗菌薬を選択することは難しいですよね．感染症は微生物を相手に治療を行う必要があり，誤嚥性肺炎＝○○/スルバクタムとか胆管炎＝△△/スルバクタムなんて**疾患名で治療薬＝抗菌薬を選べません**．この稿ではすべてを覚えられない細菌のなかから，臨床上よく出会うものについて覚え方や臨床で使える整理のしかたを含めて概説します．

問題1

76歳男性．
　肺気腫のため外来を定期通院中．来院前日から徐々に増悪する呼吸困難感があり救急搬入された．胸部聴診上 coarse crackles を聴取し胸部 X 線/CT 検査で右下葉に浸潤影があり肺炎と診断された．喀痰グラム染色で好中球の貪食を伴うグラム陽性双球菌がみられた（図1）．

Q：想定される原因菌は次のうちどれか．
　a. 腸球菌　　　　　b. 肺炎球菌
　c. 黄色ブドウ球菌　d. β溶血性レンサ球菌

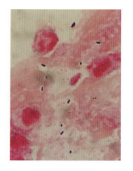

図1 問題1：喀痰グラム染色

問題2

76歳男性（問題1と同一患者）.

抗菌薬投与前に採取した血液培養から，喀痰と同様のグラム陽性双球菌が検出された．髄膜炎の合併はなかったが敗血症性ショックとなり，挿管人工呼吸管理のうえ右内頸静脈に中心静脈カテーテルを挿入しICUでの加療を開始した．問題1の解答を受けた抗菌薬投与で徐々に改善傾向であったが，入院7日目に再度発熱あり，右内頸静脈のカテーテル刺入部が発赤していた．発熱後採取した血液培養2セットからブドウ房状のグラム陽性球菌が検出された（図2）．

Q：想定される原因菌は次のうちどれか.
　a. 腸球菌　　　　b. 肺炎球菌
　c. 表皮ブドウ球菌　d. β溶血性レンサ球菌

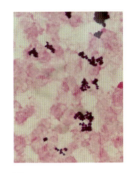

図2 問題2：血液培養グラム染色

問題3

76歳男性（問題1，2と同一患者）．

問題2の解答を受けた抗菌薬投与とカテーテル抜去後，解熱した．ショックを離脱し呼吸状態も改善傾向であったため抜管を予定していたところ，入院12日目に再度発熱し呼吸状態が再増悪した．胸部X線上改善傾向であった浸潤影が増強していた．発熱後採取した血液培養と尿培養は陰性で，下痢症状はなくその他感染巣を示唆する所見はなかった．喀痰グラム染色では好中球の貪食を伴う細長く先細りしたグラム陰性桿菌がみられた（図3）．

Q：想定される原因菌は次のうちどれか.
　a. インフルエンザ菌　b. 大腸菌　　c. 緑膿菌　　d. クレブシエラ

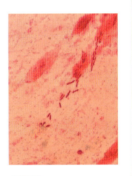

図3 問題3：喀痰グラム染色

問題4

80歳女性．

大腿骨頸部骨折で手術目的に入院中である．入院後から尿道カテーテルを留置している．入院3日目から39℃の発熱があり，尿培養と血液培養検査を行った．血液培養と尿培養のグラム染色所見から，それぞれ同一菌種と思われる腸内細菌様のグラム陰性桿菌を確認した（図4）．

Q：原因菌として想定されるのは次のうちどれか.
　a. ESBL産生菌　　b. MRSA　　c. VRE　　d. MDRP

ESBL：extended-spectrum β-lactamase（基質特異性拡張型βラクタマーゼ）
MRSA：methicillin-resistant *Staphylococcus aureus*（メチシリン耐性黄色ブドウ球菌）
VRE：vancomycin resistant Enterococci（バンコマイシン耐性腸球菌）
MDRP：multi-drug resistant *Pseudomonas aeruginosa*（多剤耐性緑膿菌）

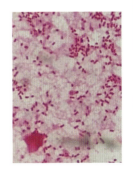

図4 問題4：血液培養グラム染色

表1 グラム染色による主な好気性菌・通性嫌気性菌の分類

			球菌	桿菌
グラム陽性	ブドウ球菌 (*Staphylococcus*)		黄色ブドウ球菌 CNS 　S. lugdunensis 　S. epidermidis 　S. saprophyticus	バチルス コリネバクテリウム リステリア ノカルジア
	レンサ球菌 (*Streptococcus*)		β溶血性レンサ球菌 　S. pyogenes 　S. agalactiae 　S. dysgalactiae α溶血性レンサ球菌 　viridans Streptococci 　S. anginosus group 　S. gallolyticus	
	肺炎球菌			
	腸球菌 (*Enterococcus*)		E. faecalis E. faecium	
グラム陰性	モラキセラ 淋菌 髄膜炎菌 インフルエンザ菌（球桿菌）*			大腸菌 クレブシエラ　　　　⎫ プロテウス（*Proteus*）　⎬ PEK 　P. mirabilis 　P. vulgaris　　　　　　⎭
				エンテロバクター シトロバクター セラチア
	【ブドウ糖非発酵菌】 アシネトバクター（球桿菌）*			【ブドウ糖非発酵菌】 緑膿菌 *Stenotrophomonas maltophilia*

＊細菌学上はグラム陰性桿菌に分類されるが，グラム染色上グラム陰性球菌様に見えることが多く今回の表ではグラム陰性球菌に分類した．
CNS：coagulase-negative staphylococci（コアグラーゼ陰性ブドウ球菌）
文献2～5を参考に作成．

1 グラム染色に基づいて細菌を分類しよう（表1, 2）

問題1の解答：b. 肺炎球菌

　グラム染色は簡便かつ迅速に原因菌を絞り込むことができ，抗菌薬の治療効果判定にも使える感染症診療に欠かせない検査です[1]．**問題1**ではグラム染色所見から原因菌は肺炎球菌と考えられます．グラム染色に基づいて細菌を分類し形態的特徴とあわせて理解することで，グラム染色に基づいた感染症診療を行えるようになります．一度に覚えることが難しければ，**臨床上出会う細菌の多くがグラム陽性球菌とグラム陰性桿菌に分類される**ので[2]，まずはこのグループに分類される菌を覚えるとよいでしょう．グラム陰性桿菌のなかで特に大腸菌・クレブシエラ・プロテウスは原因菌として分離される頻度が高く，その他の腸内細菌と区別してそれぞれの頭文字をとり通称「PEK（ペック）」と呼ばれます[2]．

表2　グラム染色による主な偏性嫌気性菌の分類

	球菌	桿菌
グラム陽性	ペプトストレプトコッカス ミクロコッカス	クロストリジウム（*Clostridium*） 　C. difficile 　C. perfringens 　C. tetanus アクチノマイセス プロピオニバクテリウム
グラム陰性	ベイオネラ	フソバクテリウム プレボテラ バクテロイデス

文献2〜5を参考に作成.

　PEKは後述するESBL（extended-spectrum β-Lactamase：基質特異性拡張型βラクタマーゼ）を産生することが多い菌種でもあります．表2には空気があると増殖できない・膿瘍をつくるなど表1の菌とは異なる性質をもつ偏性嫌気性菌をまとめました．偏性嫌気性菌に対する抗菌活性の有無が抗菌薬のスペクトルを覚えるうえで1つのポイントになりますので，どのような細菌が偏性嫌気性菌に分類されるかぜひ覚えましょう．

2　ヒトの常在細菌叢と病院環境中の細菌叢を理解しよう（表3）

問題2の解答：c. 表皮ブドウ球菌

　問題2では内頸静脈カテーテル周囲に感染徴候があり，血液培養所見からカテーテル関連血流感染症が疑われます．カテーテル関連血流感染症では，カテーテルにより皮膚の物理的バリアが破綻し，皮膚表面の常在菌（本症例の場合は表皮ブドウ球菌）がカテーテルを通じて血液内へ侵入することで感染が成立します．このように多くの感染症はヒトがもつ防御能を超えて細菌が臓器に侵入・増殖することで発症するため，常在細菌叢とヒトが接する環境中に存在する細菌叢を理解することで，より正確に原因菌を想定することができます．

表3 ヒトの常在細菌叢と病院環境中の細菌叢

	グラム陽性		グラム陰性	
	球菌	桿菌	球菌	桿菌
上気道	ブドウ球菌 α溶血性レンサ球菌 β溶血性レンサ球菌 肺炎球菌 ペプトストレプトコッカス	コリネバクテリウム アクチノマイセス	モラキセラ インフルエンザ菌 ナイセリア 髄膜炎菌	フソバクテリウム プレボテラ
上部消化管	α溶血性レンサ球菌 腸球菌 ブドウ球菌			腸内細菌科*
下部消化管	α溶血性レンサ球菌 腸球菌 S. gallolyticus	クロストリジウム	ベイオネラ	腸内細菌科* バクテロイデス
皮膚	ブドウ球菌 β溶血性レンサ球菌	コリネバクテリウム バチルス プロピオニバクテリウム		
病院環境	MRSA VRE	C. difficile	アシネトバクター	緑膿菌 セラチア

青字は偏性嫌気性菌
＊大腸菌，クレブシエラ，プロテウス，エンテロバクター，シトロバクターなど
文献4，5を参考に作成．

3 患者背景から原因菌を考えよう（表4）

> 問題3の解答：c. 緑膿菌

　基礎疾患がない患者さんで緑膿菌が肺炎の原因菌となることは稀ですが，気管支拡張症や肺気腫など肺に基礎疾患がある場合や挿管中など環境中の緑膿菌が気道に侵入・定着し下気道で増殖しうる患者さんでは肺炎を生じます．問題3では選択肢の細菌いずれも原因菌となりえますが，基礎疾患として肺気腫がある点・肺炎は院内発症である点・細長く先細りした非腸内細菌様のグラム染色所見[3]から緑膿菌が原因と考えられます．年齢，基礎疾患，感染症を発症した場所，治療内容（例：挿管の有無，点滴ラインの有無，抗菌薬投与の有無）で，原因菌は変わります．感染症の疾患名やグラム染色所見だけをみて抗菌薬を決めるのではなく，患者さんを詳細に把握して診断・治療を行うことが適切な感染症診療につながります．

[特集] これだけは覚える！感染症診療に必要な微生物の知識

● 表4 ● 患者背景と各疾患の原因菌

疾患	患者背景	原因菌
髄膜炎	1カ月未満	大腸菌, S. agalactiae, リステリア, 肺炎球菌
	1〜23カ月	髄膜炎菌, S. agalactiae, インフルエンザ菌, 肺炎球菌
	2歳〜50歳	肺炎球菌, 髄膜炎菌, インフルエンザ菌
	50歳以上	肺炎球菌, 髄膜炎菌, インフルエンザ菌, リステリア
咽頭炎	健常人	S. pyogenes, フソバクテリウム
	性感染症リスク	Chlamydia trachomatis, 淋菌
副鼻腔炎 中耳炎	健常人	肺炎球菌, インフルエンザ菌, モラキセラ
肺炎	市中	肺炎球菌, インフルエンザ菌, モラキセラ マイコプラズマ, Chlamydophila pneumoniae, レジオネラ
	院内	PEK, PEK以外の腸内細菌
	挿管・気管切開	緑膿菌, MRSA, アシネトバクター, S. maltophilia
	インフルエンザ後	黄色ブドウ球菌, 肺炎球菌, β溶血性レンサ球菌
	誤嚥	α溶血性レンサ球菌, 口腔内の偏性嫌気性菌
	気管支拡張・COPD	緑膿菌, モラキセラ
胆嚢炎・胆管炎	健常人	PEK, S. anginosus group, 腸球菌, 偏性嫌気性菌
腹膜炎	慢性肝疾患 (SBP)	大腸菌, クレブシエラ, 肺炎球菌
	消化管穿孔	α溶血性レンサ球菌, 腸内細菌, 偏性嫌気性菌
腎盂腎炎	健常人	PEK
	尿路通過障害	PEK, 腸球菌
	ステント・カテーテル	PEK, PEK以外の腸内細菌, 腸球菌, 緑膿菌, MRSA
蜂窩織炎 壊死性筋膜炎	健常人	黄色ブドウ球菌, β溶血性レンサ球菌, C. perfringens
	慢性肝疾患	Vibrio vulnificus, 大腸菌, クレブシエラ
	糖尿病	腸内細菌, 緑膿菌, 偏性嫌気性菌
	海水曝露歴	V. vulnificus
	淡水曝露歴	エロモナス
感染性心内膜炎	う歯・歯科処置	α溶血性レンサ球菌, HACEK
	アトピー性皮膚炎	黄色ブドウ球菌
	大腸癌	S. gallolyticus

SBP：spontaneous bacterial peritonitis（特発性細菌性腹膜炎）
HACEK：*Haemophilus* sp., *Aggregatibacter actinomycetemcomitans*, *Cardiobacterium hominis*, *Eikenella corrodens*, *Kingella kingae*
文献2〜4を参考に作成.

表5　主な耐性菌の種類と国内での分離状況

菌名	国内における分離状況
MRSA	S. aureusにおけるMRSA分離率は入院の60〜70%，外来では20〜30%．近年は院内感染型に比して市中感染型が増加傾向
VRE	地域差あり，散発的
ESBL産生菌	近年増加傾向．院内のみならず市中にも拡散
AmpC βラクタマーゼ産生菌	腸内細菌科の数%
KPC産生菌	数例確認のみ
MBL産生菌（NDM-1産生菌を除く）	緑膿菌のみならず，近年は腸内細菌科からも分離報告あり
NDM-1産生菌	数例確認のみ
MDRP	緑膿菌の数%程度，検出率は横ばい
MDRA	アシネトバクター属の0.2〜0.3%程度

文献6より引用．
KPC：*Klebsiella pneumoniae* Carbapenemase
MBL：metallo β-lactamase
NDM-1：New Delhi metallo β-lactamase
MDRA：multi-drug resistant *Acinetobacter* spp.（多剤耐性アシネトバクター）

4 耐性菌を理解しよう（表5）

> 問題4の解答：a. ESBL産生菌

　問題4の症例は入院後48時間以降の発熱であり院内感染と考えられます．血液培養と尿培養のグラム染色で同一菌種と思われる腸内細菌様のグラム陰性桿菌がみられ，尿路感染症に伴う菌血症が疑われます．原因菌としてはPEKなどが考えられ，院内発症であることと院内での分離状況をあわせるとESBL産生菌を想定する必要があります．ESBL産生菌はPEKなどの腸内細菌科細菌で多く検出され，基質分解範囲を拡大したβラクタマーゼによりペニシリン系抗菌薬だけでなく第3，4世代を含むセファロスポリン系抗菌薬も分解します．MRSAやVREと並び院内感染を起こす代表的な耐性菌であり，1995年以降その**報告数は年々増加**しています．今や耐性菌は院内だけでなく市中発症の感染症でも頻繁に遭遇するようになりました．上記耐性菌が感染症を発症すると治療できる抗菌薬は限られ，しばしば重症化します．したがって，耐性菌の出現と伝播を防ぐことが肝要となります．

5 Advanced Lecture

● 抗菌薬の適正使用

　耐性菌が問題になるのは目の前の患者さんだけではありません．近年新たな耐性菌の出現に**新規抗菌薬の開発が追いつかなくなっており**[7]，耐性菌に対して対策を行わなかった場合2050年には耐性菌による感染症での死亡者は全世界で年間1,000万人になると予測

され，悪性腫瘍による死亡者数を超えるといわれています[8]．耐性菌の脅威に対して，2015年にWHO総会で薬剤耐性（antimicrobial resistance：AMR）に関する国際行動計画が採択されました．日本も2016年にAMR対策アクションプランを公表し，限られた抗菌薬を適正に使用するため，各医療機関では抗菌薬適正使用支援チームや抗菌薬適正使用プログラムの整備が求められています[9]．耐性菌が広がり抗菌薬が使えない時代が訪れないように，適切な感染症診療を日々心掛けていきましょう．

引用文献

1) 山本 剛：グラム染色を用いた感染症診療支援について．日本臨床微生物学雑誌，25：265-276，2015
2) 「レジデントのための感染症診療マニュアル 第3版」（青木 眞／著），医学書院，2015
3) 「マップでわかる抗菌薬ポケットブック グラム染色による整理」（藤田浩二／著），南江堂，2010
4) 「Manual of Clinical Microbiology, 10th ed」（Versalovic J, et al, eds），ASM Press, 2011
5) 「戸田新細菌学 第33版」（吉田眞一，他／編），南山堂，2010
6) 高山陽子：耐性菌検査の感染対策への応用．モダンメディア，63：84-88，2017
7) Allegranzi B, et al：Burden of endemic health-care-associated infection in developing countries: systematic review and meta-analysis. Lancet, 377：228-241, 2011
8) O'Neill J：Antimicrobial Resistance：Tackling a crisis for the health and wealth of nations. 2014
9) 門田淳一，二木芳人：抗菌薬の適正使用に向けた8学会提言「抗菌薬適正使用支援（Antimicrobial Stewardship：AS）プログラム推進のために」―提言発表の背景と目的―．日本化学療法学会雑誌，64：379-385，2016

Profile

沖中友秀（Tomohide Okinaka）
鹿児島生協病院 総合内科（総合診療・感染症）
百聞は一見に如かず．知識を確かなものにするためには"自分で"経験するということが何より大事だなと感じます．論理を積み重ねながら適切な抗菌薬を己で考え己で選択するために毎日が勉強です．

山口浩樹（Hiroki Yamakuchi）
鹿児島生協病院 総合内科（総合診療・感染症）
鹿児島という地方にある中小規模病院で主治医診療も感染対策も研修医教育もできる感染症医育成に邁進しています．

小松真成（Masanari Komatsu）
鹿児島生協病院 総合内科（総合診療・感染症）
この号をCATCHしたそこのあなた．本号を読んであなたが行うことが，まさに薬剤耐性（AMR）対策です！いっしょにみんなで蠢き続けましょう．

特集 抗菌薬ドリル

【抗菌薬の基礎知識①】
ペニシリン系・セフェム系

石原あやか，石岡春彦

はじめに

　ここでは，臨床現場で最も頻用される，ペニシリン系・セフェム系抗菌薬について解説をします．

　ペニシリン系・セフェム系抗菌薬はβラクタム系抗菌薬に分類されます．すべてのβラクタム系抗菌薬に共通の機序として，βラクタム環が細菌の細胞壁合成酵素であるペニシリン結合タンパク（penicillin-binding proteins：PBP）に結合することで，細菌は新しい細胞壁をつくることができなくなります．

　ペニシリン系抗菌薬は，主にブドウ球菌もしくはグラム陰性桿菌に対する活性を獲得するために開発が進みました．①天然ペニシリン，②アミノペニシリン，③抗黄色ブドウ球菌ペニシリン，④抗緑膿菌ペニシリン，⑤βラクタマーゼ阻害薬入りペニシリンという分類を意識することが重要であり，各分類のおおまかなスペクトラムを整理しておきましょう（表1）．

　セフェム系抗菌薬は開発された順番で第1〜第4世代セフェムとされますが，世代によるスペクトラム分類は誤解につながる場合があります．したがって，頻用するセフェム系抗菌薬に絞ったスペクトラムの理解をお勧めします（表2）．

表1 ペニシリン系抗菌薬のスペクトラム

抗菌薬	天然ペニシリン	アミノペニシリン	抗黄色ブドウ球菌ペニシリン	抗緑膿菌ペニシリン	βラクタマーゼ阻害薬入りペニシリン	
	ベンジルペニシリン（静注）	アンピシリン（静注）アモキシシリン（経口）	ナフシリン（静注）※国内未承認	ピペラシリン（静注）	アンピシリン/スルバクタム（静注）アモキシシリン/スルバクタム（経口）	ピペラシリン/タゾバクタム（静注）※抗緑膿菌ペニシリンでもある
グラム陽性球菌	レンサ球菌, 腸球菌	レンサ球菌, 腸球菌	MSSA		レンサ球菌, 腸球菌	
	肺炎球菌（PSSP）				MSSA	MSSA（中等度の活性）
グラム陽性桿菌	リステリア, 破傷風菌, *Clostridium perfringens*				リステリア, 破傷風菌, *Clostridium perfringens*	
グラム陰性球菌	髄膜炎菌				モラキセラ	
グラム陰性桿菌				腸内細菌（大腸菌, プロテウス, クレブシエラ など）		
				緑膿菌	インフルエンザ桿菌	インフルエンザ桿菌, 緑膿菌
嫌気性菌（横隔膜上）	口腔内嫌気性菌				口腔内嫌気性菌	
嫌気性菌（横隔膜下）					プレボテラの一部, バクテロイデス	
非定型細菌	梅毒, レプトスピラ					
緑膿菌	×	×	×	○	×	○
髄液移行性	○	○	○	○	データなし	データなし

文献1を参考に作成. ここでは適応となる代表的な微生物のみ記載している.
ペニシリン系抗菌薬はグラム陽性菌→グラム陰性菌へ活性をもつよう開発が進んだ. βラクタマーゼ阻害薬入りペニシリンはβラクタマーゼ産生株であるMSSA, βラクタマーゼ産生グラム陰性菌, 嫌気性菌（プレボテラの一部, バクテロイデス）のカバーができる.
PSSP：penicillin-susceptible *Streptococcus pneumoniae*（ペニシリン感受性肺炎球菌）
MSSA：methicillin-susceptible *Staphylococcus aureus*（メチシリン感受性黄色ブドウ球菌）

問題1

60歳男性. 糖尿病で近医通院中. 1カ月前より持続する発熱, 悪寒戦慄を主訴に来院. 随伴症状はなく, 身体所見では, 眼瞼結膜の点状出血, 心尖部を最強点とする収縮期雑音, 爪下出血あり. 口腔内の衛生状態は不良であり, 複数のう歯を認めた. 血液培養では3/3セットから緑色レンサ球菌である*Streptococcus mitis*が同定され, ペニシリンの感受性はS（MIC≦0.12μg/mL）と判定された.

Q：抗菌薬の第一選択薬はどれか？
a. レボフロキサシン　　b. ペニシリンG
c. セファゾリン　　　　d. ピペラシリン/タゾバクタム

MIC：minimum inhibitory concentration（最小発育阻止濃度）

表2 セフェム系抗菌薬のスペクトラム

抗菌薬	第1世代	第2世代		第3世代		第4世代
	セファゾリン（静注）セファレキシン（経口）	セフォチアム（静注）	セフメタゾール（静注）	セフトリアキソン（静注）	セフタジジム（静注）	セフェピム（静注）
グラム陽性球菌	MSSA，レンサ球菌	MSSA（※血流感染には用いない），レンサ球菌				MSSA，レンサ球菌
グラム陽性桿菌						
グラム陰性球菌		モラキセラ		淋菌，モラキセラ		モラキセラ
グラム陰性桿菌	腸内細菌（大腸菌，クレブシエラ）	腸内細菌（大腸菌，クレブシエラ，プロテウスなど），インフルエンザ桿菌			緑膿菌，腸内細菌（大腸菌，クレブシエラ，プロテウスなど），インフルエンザ桿菌	
嫌気性菌（横隔膜上）	口腔内嫌気性菌					
嫌気性菌（横隔膜下）			バクテロイデス			
非定型細菌						
緑膿菌	×	×	×	×	○	○
髄液移行性	×	×	×	○	○	○

文献1を参考に作成．ここでは適応となる代表的な微生物のみ記載している．
おおまかには世代が新しくなるにつれてグラム陰性菌のカバーが改善，グラム陽性菌のカバーが低下していく．第4世代は第1世代と第3世代の長所を併せもつ．また日本で頻用されるセフェム系に第3世代セフェムの経口薬（セフカペン，セフジニルなど）があるが，bioavailability（投与した抗菌薬が血中に移行する割合）がきわめて低く，有用でないため，ここでは記載していない．

問題2

80歳男性．前立腺肥大症の既往あり．肺小細胞癌に対する化学療法のため入院中．入院7日目に39.0℃の発熱，悪寒戦慄，食欲不振が出現．左CVA叩打痛陽性，尿中白血球 100 /HPFと上昇しており，造影CTでは明らかな尿路の閉塞起点はなかった．左腎盂腎炎の診断でセフェピム1回2g 12時間ごとの点滴が開始となった．ところが，治療開始3日後も解熱が得られず，初診時の尿培養，血液培養からは*Enterococcus faecalis*が同定された（ペニシリンとバンコマイシンの感受性はSであった）．

Q：どの抗菌薬に変更するか？
 a. セフトリアキソン　　b. レボフロキサシン　　c. アンピシリン　　d. バンコマイシン

[特集] ペニシリン系・セフェム系

表3 CLSIによる肺炎球菌に対するペニシリンの感受性のブレイクポイント（単位：μg/mL）

	S (susceptible)	I (intermediate)	R (resistant)
髄膜炎，静注注射ペニシリン使用の場合	≦0.06	−	≧0.12
非髄膜炎，静注注射ペニシリン使用の場合	≦2	4	≧8
経口ペニシリン使用の場合	≦0.06	0.12〜1	≧2

文献3より.
CLSI：Clinical and Laboratory Standards Institute（臨床・検査標準協会）

問題3

50歳女性．基礎疾患なし．歩行中に乗用車にはねられ受傷．外傷性脳挫傷・硬膜下出血に対して開頭血腫除去術を施行され，初療時より気管内挿管・人工呼吸器管理を継続中．受傷10日目に38.5℃の発熱，黄色痰の増加，胸部X線検査で右下肺に新たな浸潤影が出現したことから，人工呼吸器関連肺炎（ventilation associated pneumonia：VAP）の診断となった．

Q：empiric therapyとして開始するのに妥当な抗菌薬はどれか？
a. ピペラシリン / タゾバクタム　　b. アンピシリン / スルバクタム
c. セフェピム　　　　　　　　　　d. セフトリアキソン

1 緑色レンサ球菌による感染性心内膜炎

問題1の解答：b. ペニシリンG

1）ペニシリンGが第一選択薬となるシチュエーション

問題1の症例は緑色レンサ球菌の1つである *S. mitis* を起因菌とする感染性心内膜炎でした．ペニシリンに感受性の良好な緑色レンサ球菌（MIC≦0.12 μg/mL）であれば，最も治療実績があり，ガイドラインで推奨されている第一選択薬はペニシリンG（ベンジルペニシリン）となります．なお，MIC＞0.12 μg/mLの場合はゲンタマイシンの併用が推奨されています[2]．選択肢dのピペラシリン/タゾバクタムについては，緑膿菌を含めたグラム陰性桿菌まで広域にカバーしており，緑色レンサ球菌の最適治療としては望ましくないと考えます．

ペニシリンGは国内で唯一使用可能な天然ペニシリンです．**感受性のあるレンサ球菌（肺炎球菌，腸球菌を含む），髄膜炎菌，梅毒，レプトスピラなどの第一選択薬**となります．ただし，肺炎球菌と緑色レンサ球菌についてはペニシリン耐性の問題がありますので，ペニシリンGを投与する前には必ずMIC値を確認することを心がけましょう．なお，肺炎球菌については髄膜炎の場合と，肺炎など髄膜炎以外の場合とで，感受性試験のブレイクポイントが異なることに注意してください（表3）．

2）ペニシリンG投与時の留意点

ペニシリンGは腎機能が正常であれば400万単位を4時間ごとに静注しますが、煩雑となってしまいます。したがって実臨床では、持続静注という投与方法も許容されます（例：800万単位を生食500 mLに溶解して8時間ごとに補充）。ただし、ペニシリンGには1.53 mEq/100万単位のKが入っており、末梢点滴から投与する場合には**投与濃度 40 mEq/L、投与速度 20 mEq/時を超えないこと**と、**静脈炎**に注意する必要があります。その他ペニシリン系に共通する副作用として、**ペニシリンアレルギー（特にⅠ型）**については病歴聴取での確認が重要であり、**血球減少（特に好中球減少）**、**腎毒性（間質性腎炎など）**にも留意が必要です[4]。

2 腸球菌による腎盂腎炎

問題2の解答：c. アンピシリン

1）腸球菌はどのような菌か

腸球菌（*Enterococcus*）はグラム陽性のレンサ球菌であり、名前の通り、主に腸管内に常在しています。重症患者や免疫抑制患者において尿路感染症、血流感染症などの院内感染症を起こしうる菌として重要です。**腸球菌はセフェム系抗菌薬が原則無効である**という重要な特徴があり、それにもかかわらず広域抗菌薬が投与され問題となることがあります。

2）腸球菌をカバーできる抗菌薬

腸球菌の主な菌種として、*E. faecalis* と *E. faecium* があります。臨床上で検出される腸球菌のほとんどは *E. faecalis* で、通常、ペニシリン系抗菌薬とバンコマイシンへの感受性は良好であり、**第一選択薬はアンピシリン**となります。一方、*E. faecium* はアンピシリン耐性が進んでおり、バンコマイシンが有効であることが多いですが、米国を中心にバンコマイシン耐性腸球菌（vancomycin-resistant Enterococci：VRE）も問題になってきています。

3 人工呼吸器関連肺炎

問題3の解答：a. ピペラシリン/タゾバクタム，c. セフェピム

1）入院中の発熱で意識すべきこと

一般に入院後48時間以降に起こった感染症を医療関連感染といい、発熱の原因として意識する必要があります。医療関連感染で頻度が高いものとして、**中心静脈カテーテル関連**

感染，尿路カテーテル感染，医療関連肺炎／人工呼吸器関連肺炎，手術部位感染，*Clostridium difficile* 感染があげられます[5]．また非感染性のものでは，肺塞栓症，深部静脈血栓症，偽痛風なども意識して検索する必要があります．問題3の症例のような人工呼吸器関連肺炎では，*Escherichia coli*，*Klebsiella* などの腸内細菌，黄色ブドウ球菌が起因菌となるほか，医療関連感染で問題になるグラム陰性桿菌＝"SPACE"（*Serratia*，*Pseudomonas*，*Acinetobacter*，*Citrobacter*，*Enterobacter*）を想定することが重要です．

2）抗緑膿菌活性がある抗菌薬

SPACEのなかでも特に重要なのは**緑膿菌**（*Pseudomonas aeruginosa*）であり，医療関連感染の初期治療薬としては緑膿菌に効果のある抗菌薬を選択する場面が多くなります．抗緑膿菌活性をもつ抗菌薬は，ペニシリン系では**ピペラシリン**と**ピペラシリン／タゾバクタム**のみ，セフェム系では**セフタジジム**，**セフェピム**となります．**メロペネム**などのカルバペネム系抗菌薬も緑膿菌に有効ですが，薬剤耐性（antimicrobial resistance：AMR）対策の観点からは上記の抗菌薬が使えない状況でのみ使用を考慮するのが望ましいでしょう．

引用文献

1) 「サンフォード 感染症治療ガイド 2017」（Gilbert DN, 他／編，菊池 賢，橋本正良／監訳），ライフサイエンス出版，2017
2) Baddour LM, et al：Infective Endocarditis in Adults：Diagnosis, Antimicrobial Therapy, and Management of Complications：A Scientific Statement for Healthcare Professionals From the American Heart Association. Circulation, 132：1435-1486, 2015
   ↑AHA（アメリカ心臓協会）による感染性心内膜炎のガイドラインです．
3) Clinical and Laboratory Standards Institute：M100 Performance Standards for Antimicrobial Susceptibility Testing, 27th ed. 2017
4) 「Mandell, Douglas, and Bennett's Principles and Practice of Infectious Diseases」（Bennett JE, et al, eds），Saunders, 2014
   ↑感染症を詳しく学ぶ際には必携の成書となります．
5) Magill SS, et al：Multistate point-prevalence survey of health care-associated infections. N Engl J Med, 370：1198-1208, 2014
   ↑米国における医療関連感染の疫学調査の報告です．

Profile

石原あやか（Ayaka Ishihara）
大分県立病院 救急科
感染症を強みにできる救急・総合診療医をめざして研鑽中です．何科に進んだとしても，感染症・抗菌薬の知識があるかどうかで患者さんのためにできることが大きく変わることがあると思います．"いつでも"，"どこでも"，一緒に感染症を学びましょう！！

石岡春彦（Haruhiko Ishioka）
筑波大学附属病院水戸地域医療教育センター・水戸協同病院 感染症科
感染症全般に興味をもって取り組んでいます．

特集　抗菌薬ドリル

【抗菌薬の基礎知識②】
カルバペネム系・抗MRSA薬

藤田浩二

はじめに

　戦後，先進国における主な死因が感染症から非感染性疾患へと変化するなか，**新たな抗微生物薬の開発は減少しています**．さらに，1980年代以降人に対する抗微生物薬の不適切な使用等を背景として，病院内を中心に新たな薬剤耐性菌が増加しています．現在の状況が続けば，2050年には耐性菌によって亡くなる人が，世界で年間1,000万人に達し，癌で年間に亡くなる患者数を超えるといわれています．わが国でも，2016年より厚生労働省主導で，薬剤耐性（antimicrobial resistance：AMR）対策アクションプランが動き出しています[1]．耐性菌をつくらない最も有効な手段は，抗菌薬を使わないことです．抗菌薬を使えばどんなに上手く使っても必ず耐性菌は少なからず生まれます．しかし，一切抗菌薬を使用しないというのは現実的ではないため，臨床現場にいる私たち医師がまずめざすことは，とにかく上手に抗菌薬を使うことです．特に，抗MRSA（methicillin-resistant *Staphylococcus aureus*：メチシリン耐性黄色ブドウ球菌）薬と，広域抗菌薬の代表であるカルバペネム系抗菌薬（以下カルバペネム）の使い方を身につけることはきわめて重要なことだと思いますので，この稿でご紹介します．

問題1
Q：カルバペネムとは簡単に言うとどんな薬剤ですか？
　a. グラム陽性菌治療薬　　b. グラム陰性桿菌治療薬　　c. MRSA治療薬

問題2
Q：なぜカルバペネムを控えるべきなのでしょうか？
　a. かなり広域スペクトラムだから
　b. 安いから
　c. どの薬剤よりも耐性菌を作りやすいから

> **問題3**
>
> Q：カルバペネムの効かない微生物は？
> 　a. MRSA
> 　b. ESBL産生 *Escherichia coli*
> 　c. AmpC過剰産生 *Enterobacter cloacae*

ESBL：extended-spectrum β-lactamase（基質特異性拡張型βラクタマーゼ）

> **問題4**
>
> Q：代表的な抗MRSA薬を投与する場合の注意点は？
> 　a. まずはバンコマイシンの使い方をしっかりおさえる
> 　b. ダプトマイシンは肺炎には使えない
> 　c. リネゾリドは血流感染の治療成績はほかの抗MRSA薬より劣る
> 　d. a～c全部

1 カルバペネムの使いどころ

問題1の解答：b. グラム陰性桿菌治療薬

　簡単に言うとカルバペネムはグラム陰性桿菌のカバーを最も得意とする薬剤で，特に図に示すようにESBL産生腸内細菌やAmpC過剰産生腸内細菌による"重症"感染症に対して用いる薬剤です（重症でなければESBL産生菌ならセフメタゾールを，AmpC過剰産生菌ならセフェピムを用いて治療します）．これらの想定がない場合，可能な限り使用しない努力をするべき薬剤です．また，抗緑膿菌活性のある薬剤なので緑膿菌感染症治療にも用いられがちですが，緑膿菌に対して用いることのできる薬剤はほかにもあるため，よほどでない限り積極的にカルバペネムを用いる理由はありません．カルバペネムを使用する前に，院内でよく遭遇するグラム陰性桿菌にどのようなものがあり，どのように菌が移り変わるのかおさえておきましょう（図参照）．

　別に大切に使用しなくても，永久にカルバペネムは最強だと思っている方がいるかもしれませんが，すでにCRE（carbapenem-resistant *Enterobacteriaceae*：カルバペネム耐性腸内細菌），MDRP（multidrug-resistant *Pseudomonas aeruginosa*：多剤耐性緑膿菌），MDRA（multidrug-resistant *Acinetobacter*：多剤耐性アシネトバクター）などの耐性菌が世界的に問題となっています．カルバペネムは普段温存してこそ，いざというときに最強の武器になりうるということを意識しましょう．

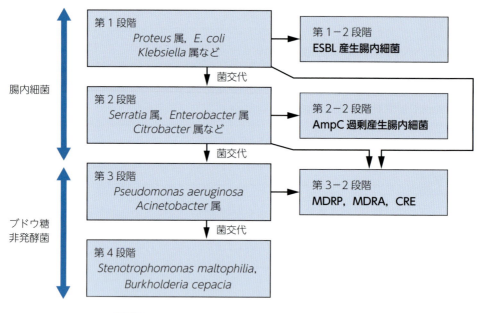

● 図　グラム陰性桿菌の移り変わりのステップ

2　カルバペネムを控えるべき理由

　　問題2の解答：a. かなり広域スペクトラムだから

　　カルバペネムはかなり広域スペクトラムの薬剤で，事実上，細菌ほぼ皆殺しの刑です．カルバペネムは重症例に用いられることの多い薬剤ですが，重症感染症でも膿瘍などの混合感染を除けば問題となる起炎菌は基本的には1菌種です．つまりその1菌種を相手にするには，カルバペネムは結果的に過剰な抗菌スペクトラムとなりがちです．治療上どの菌を明確に想定するのかがとても重要になります．過剰に使えば必ず上述のようにCRE，MDRP，MDRAなどの耐性菌が出てきます．詳しくは次の**問題3**でも説明します．

3　カルバペネムを上手に使おう

　　問題3の解答：a. MRSA

1）カルバペネムでカバーできない菌

　　カルバペネムはグラム陰性桿菌を強くカバーする薬剤とまず認識し，次に，そのなかでもESBL産生腸内細菌やAmpC過剰産生腸内細菌による重症感染症に使うために普段温存するように心がけたい薬剤です．図に示すグラム陰性桿菌で言えば，第3−2段階と第4段

階以外のすべての微生物を殺すことができますが，耐性菌を生み出す原因になりますので無駄な殺微生物行為は慎みましょう．

カバーできない代表的な菌名をあげると，グラム陰性桿菌なら *Stenotrophomonas maltophilia*，MDRP，MDRA，CREがあげられます．グラム陽性球菌ならMRSA，腸球菌（一部抗菌活性を示すものもありますが基本的には使用しません）があげられます．その他のカルバペネム無効な微生物は非定型肺炎の起炎菌（*Legionella pneumoniphila*，*Mycoplasma pneumoniae*，*Chlamydia pneumoniae*），リケッチア，*Clostridioides difficile*（2016年に慣れ親しんだ *Clostridium difficile* から菌名が変更になっています）などがあげられます．

2）ピペラシリン・タゾバクタムとの違い

ピペラシリン・タゾバクタムとカルバペネムのスペクトラムの違いが問われることが多いのですが，事実上ほぼ一緒と認識することが重要です．つまりピペラシリン・タゾバクタムもかなり広域スペクトラムであるということです．スペクトラムの違いの覚え方としては，カルバペネムから，ESBL産生腸内細菌やAmpC過剰産生腸内細菌へのスペクトラムを差し引いたものがピペラシリン・タゾバクタムであるという概略をまずおさえるとよいと思います．ただし，実際はESBL産生腸内細菌に対してはピペラシリン・タゾバクタムも有効であるとの報告[2]があり臨床の現場においてもしばしば有効な症例を経験します．一方，血流感染例に使用すると死亡率が上昇するという報告[3]もありますので，個々の症例ごとに注意が必要です．現時点ではESBL産生腸内細菌によるすべての感染症例でカルバペネムほどの高い保証はないという認識はやはり必要です．

3）どのカルバペネムがよいか

どのカルバペネムがよいか（1種類ならどれがよいか）？ という質問もよく出ます．基本的に現在日本で使用されているカルバペネム（イミペネム，ドリペネム，メロペネムなど）は特に抗菌スペクトラムに大きな違いはありません[4]．臨床試験の多さからはメロペネム，イミペネム，次いでドリペネムの3剤が選択肢となりますが，中枢神経系の副作用（痙攣）はややイミペネムで多いとされています[4]．どれか1つ選ぶ際にはメロペネム，ドリペネムのなかから選ぶことになると思いますが，個人的な意見としてはメロペネム1剤でよいのではないかと思っています．しかし，ノカルジア，*Mycobacterium abscessus* など一部の微生物に対しては歴史的にイミペネムが用いられてきた背景がありますので，個々の症例ごとにきちんと資料を調べて対応することが必要でしょう．ちなみに，よく誤解されるものとして，ペネム系抗菌薬のファロペネムというものがあります．これは，ペニシリンとセファロスポリンのハイブリッド骨格をもつ抗菌薬で，カルバペネムとは異なるので一緒にしないように注意してください．

表　代表的な抗MRSA薬の特徴

薬剤名	グリコペプチド系		オキサゾリジノン系	リポペプチド系
	バンコマイシン(VCM)	テイコプラニン(TEIC)	リネゾリド(LZD)	ダプトマイシン(DAP)
使用できないケース	特にないが，腎機能の悪化には注意が必要	バンコマイシンよりリスクは少ないものの，腎機能の悪化には注意が必要．また，中枢移行性は落ちる	血流感染時の治療成績はバンコマイシン，キュビシンより劣るので，血流感染時の優先度は落ちる	肺のサーファクタントで失活するので肺炎治療には使用できない．また中枢神経感染症に関するデータが少ないので使用しにくい
主な使用例	ほぼすべてのケースでまず使用できるかどうか検討する．特に髄膜炎，感染性心内膜炎，血流感染ではエビデンスが強い	第一選択にはならない．バンコマイシン耐性，アンピシリン耐性腸球菌に対して使用可能	バンコマイシンが使用できないケースの肺炎治療に適応．また腎排泄ではないため用量調節不要である	バンコマイシンが使用できないケースでの血流感染（肺炎非合併例）や感染性心内膜炎に適応
TDM	MRSA感染や重症感染症例では目標トラフを15～20μg/mLに設定した治療を行う	目標トラフは15～30μg/mL，重症例では20μg/mL以上	不要	不要
主な副作用	腎障害，第8脳神経障害，red neck syndrome	腎障害，第8脳神経障害，red neck syndrome	骨髄抑制による血球減少，ときに消化器症状	横紋筋融解症・CK上昇，好酸球性肺炎

TDM：therapeutic drug monitoring（治療薬物モニタリング）

4 抗MRSA薬の使い方

問題4の解答：d．a～c全部

1）抗MRSA薬の種類

　まず，代表的な抗MRSA薬としては，グリコペプチド系のバンコマイシンとテイコプラニン（タゴシッド®），オキサゾリジノン系のリネゾリド（ザイボックス®），リポペプチド系のダプトマイシン（キュビシン®）をおさえておけばよいでしょう．アミノグリコシド系のアルベカシン（ハベカシン®）もありますが，前述の4つに比べると臨床データが不足しており，より優先順位が高くなることはありません．

　抗MRSA薬を使用する状況は，①MRSA感染症治療，②βラクタムアレルギー時のグラム陽性菌治療，③抗MRSA薬が必要なMRSA以外のグラム陽性菌感染症治療です．

　また，私たちが抗MRSA薬を使うにあたり大切な基本コンセプトは次の3つです．

① まずは感染臓器を問わずバンコマイシンをしっかり使いこなす努力をしましょう
② バンコマイシンが使用しにくい状況での肺炎治療ならリネゾリドを選択します
③ バンコマイシンが使用しにくい状況で血流感染があればダプトマイシンを選択します

　基本はこの3つです．テイコプラニンは普段は第一選択にはなりにくい薬剤ですが，一部の腸球菌（バンコマイシン耐性，アンピシリン耐性，テイコプラニン感受性）に対して使えます．ポイントを表にまとめます．

2）まずはバンコマイシンをおさえる

　上述のようにバンコマイシンの使い方をきっちり身につける（投与量と投与時間など）必要があります．バンコマイシンはMRSA感染症治療時や，重症感染症治療時には目標トラフを15～20 μg/mLに設定し投与設計を行います．治療開始時にはすみやかに有効血中濃度にしたいので，ローディングを行うことが多く，その場合，初回は25～30 mg/kgのバンコマイシンを投与し，以後15 mg/kgで腎機能に応じた投与間隔で投与します（透析時は異なります）．臨床現場では血行動態が複雑なケースが多いので，薬剤部と相談し，目標トラフがきちんと達成でき，かつ安全な投与計画を立てたうえで治療を行うことをお勧めします．また，バンコマイシン（テイコプラニンも）は，滴下速度が速いと肥満細胞からヒスタミンを遊離させてしまうことでred neck syndrome（血管拡張による皮膚の発赤，血圧低下，皮膚掻痒感など）を引き起こしますので，7.5～15 mg/分を超えない速度で投与することが推奨されています[5]．一般的には1,000 mgを1時間かけて投与していることが多いと思いますし，多くのケースはそれで問題ないと思います．個人的にはバンコマイシン100 mgあたり10分かけて投与しています．

■ 引用文献

1）厚生労働省：薬剤耐性（AMR）対策について．
   http://www.mhlw.go.jp/stf/seisakunitsuite/bunya/0000120172.html
   ↑「はじめに」の部分で触れた内容ですが，現在耐性菌対策を国家レベルで取り組んでいます．どういう時代背景になっているのか，一度目を通してみてください．

2）Rodríguez-Baño J, et al：β-Lactam/β-lactam inhibitor combinations for the treatment of bacteremia due to extended-spectrum β-lactamase-producing Escherichia coli：a post hoc analysis of prospective cohorts. Clin Infect Dis, 54：167-174, 2012

3）Tamma PD, et al：Carbapenem therapy is associated with improved survival compared with piperacillin-tazobactam for patients with extended-spectrum β-lactamase bacteremia. Clin Infect Dis, 60：1319-1325, 2015

4）「Mandell, Douglas, and Bennett's Principles and Practice of Infectious Diseases」（Bennett JE, et al, eds），p296, Saunders, 2014
   ↑感染症全般において，ときに時間をかけてじっくりと成書に立ち返ると毎回大きな発見が何歳になってもあるものです．余裕のある人は感染症領域の成書である本書をぜひ一度は手にとってみてください．

5）Healy DP, et al：Vancomycin-induced histamine release and "red man syndrome"：comparison of 1- and 2-hour infusions. Antimicrob Agents Chemother, 34：550-554, 1990

Profile

藤田浩二（Koji Fujita）

津山中央病院 卒前・卒後臨床研修センター，総合内科・感染症内科医長

長年勤務していた亀田総合病院を離れ，2017年4月に津山中央病院に着任し総合内科・感染症内科を立ち上げたところです．また，最近ではしくじり診断学というワークショップを定期開催し，誤診というテーマに向き合う日々です．
http://gim.med.okayama-u.ac.jp/cgi-bin/web/index.cgi?c=news-2&pk=382

特集 抗菌薬ドリル

【抗菌薬の基礎知識③】
その他の重要な抗菌薬（内服抗菌薬を中心に）

石井隆弘

問題1

61歳男性．来院3日前から発熱，悪寒戦慄，排尿時痛，残尿感が出現し当院受診．既往歴：2型糖尿病．来院時意識清明，体温38.5℃，血圧130/75 mmHg，脈拍100/分，呼吸数20/分，SpO$_2$ 99％（room air）．身体所見では直腸診で前立腺に圧痛あり．尿のグラム染色で多核白血球と中型サイズのグラム陰性桿菌（GNR）を多数認めた．急性細菌性前立腺炎と診断し，セフトリアキソンを開始した．後日，血液，尿培養からすべての抗菌薬に感受性のある大腸菌が検出された．全身状態は落ち着いており，内服抗菌薬へ変更して退院としたい．

Q：この患者の治療として適切な内服抗菌薬はどれか？ 2つ選べ．
　a. セフポドキシム　　b. セフジニル　　c. シプロフロキサシン　　d. ST合剤

問題2

特に基礎疾患のない29歳女性．来院2日前から発熱，右季肋部痛が出現し当院受診．来院時意識清明，体温37.1℃，血圧109/52 mmHg，脈拍87/分，呼吸数18/分，SpO$_2$ 100％（room air）．身体所見では右季肋部と下腹部に圧痛，Murphy徴候を認めた．妊娠反応陰性を確認して腹部造影CTを施行し，肝表面の造影効果を認めた．骨盤内炎症性疾患，肝周囲炎と診断した．帰宅希望が強く，セフトリアキソン静注と内服抗菌薬で外来治療の方針とした．

Q：この患者の治療として適切な内服抗菌薬はどれか？ 2つ選べ．
　a. セフポドキシム　　b. セフジニル　　c. アジスロマイシン　　d. メトロニダゾール

問題3

2016年4月に策定された「薬剤耐性（AMR）対策アクションプラン」では，抗菌薬削減の具体的な数値目標が掲げられた（表1）．　※AMR：antimicrobial resistance

Q：空欄にあてはまる正しい数値はどれか？1つ選べ．
 a. 10％　　b. 20％　　c. 30％　　d. 50％

表1　人口千人あたりの1日抗菌薬使用量

指標	2020年目標（対2013年比）
全体	33％減
内服抗菌薬 　セファロスポリン系 　マクロライド系 　フルオロキノロン系	□減
静注抗菌薬	20％減

文献1より作成．

1　キノロン系抗菌薬の特徴

問題1の解答：c. シプロフロキサシン，d. ST合剤

　キノロン系薬は，抗菌スペクトラムが広域であり，患者の忍容性（副作用への許容度）も高いという特徴をもっています．また，内服薬はbioavailability（生物学的利用率）が高いため，特に外来診療などで濫用されやすく，近年キノロン耐性菌の蔓延が問題になっています．例えば，大腸菌に対するキノロン系薬の耐性率は約40％であり[2]，感受性が担保されていない状況下での使用には注意が必要です．

1）抗菌スペクトラムと適応疾患（表2）

　国内には多数のキノロン系薬が存在しますが，そのなかでも覚えるべきものは限られます．特にシプロフロキサシン（CPFX），レボフロキサシン（LVFX），モキシフロキサシン（MFLX）の使い分けを理解しておきましょう．ポイント（特にスペクトラムの違い）を以下に示します．

【キノロン系薬使用のポイント】
- 主に緑膿菌を含めたグラム陰性桿菌に対する治療に使用（抗緑膿菌活性はシプロフロキサシンが最も高い）
- シプロフロキサシンはレンサ球菌（特に肺炎球菌）に対する抗菌活性が低い（一方，レボフロキサシンとモキシフロキサシンは抗菌活性を有する）

表2　キノロン系抗菌薬の特徴

一般名（略語）	シプロフロキサシン（CPFX）	レボフロキサシン（LVFX）	モキシフロキサシン（MFLX）
代表的な商品名	シプロキサン®	クラビット®	アベロックス®
bioavailability	70%	99%	90%
標準的な用法・用量	1回500〜750 mg, 1日2回	1回500〜750 mg, 1日1回	1回400 mg, 1日1回
日本の保険適用量（薬剤添付文書より抜粋）	1回100〜200 mg, 1日2〜3回（炭疽：1回400 mg, 1日2回）	1回500 mg, 1日1回	1回400 mg, 1日1回
静注薬	あり	あり	なし
抗菌スペクトラム	GNR ＋マイコプラズマ, クラミドフィラ, レジオネラ	GNR ＋ GPC ＋マイコプラズマ, クラミドフィラ, レジオネラ	GNR ＋ GPC ＋嫌気性菌 ＋マイコプラズマ, クラミドフィラ, レジオネラ
適応疾患	・緑膿菌感染症 ・細菌性前立腺炎・膿瘍 ・非定型肺炎（レジオネラ肺炎） ・旅行者下痢症（赤痢菌, サルモネラ菌） ・多剤耐性結核, 非結核性抗酸菌症 ・βラクタム系抗菌薬アレルギー時の代替薬		
主な副作用	・消化器症状（悪心, 嘔吐, 腹痛, 下痢）※最多 ・中枢神経症状（頭痛, めまい感, 不眠, 鬱, いらつき, せん妄） ・腱炎, 腱断裂（特にアキレス腱） ・光線過敏症 ・血糖異常 ・妊婦, 授乳婦は禁忌		
主な相互作用	・Al, Ca, Fe, Mg, Znとキレートを形成しbioavailabilityが低下する　※制酸薬, 下剤との併用に注意 ・シクロスポリン, ワルファリン, テオフィリンなどの血中濃度を上昇させる ・NSAIDs併用で痙攣の閾値が低下し, 痙攣誘発を助長する可能性がある ・QT延長症候群　※抗不整脈薬などとの併用に注意		

文献3, 4を参考に作成.
GNR：gram negative rods（グラム陰性桿菌）, GPC：gram positive cocci（グラム陽性球菌）.

- モキシフロキサシンは*Bacteroides fragilis*を含む嫌気性菌に対する抗菌活性をある程度有する
- モキシフロキサシンは尿路移行が悪いため, **尿路感染症の治療には使用しない**
- キノロン系薬は, **結核菌に対する抗菌活性を有する**（二次抗結核薬として使用）

2) 感染臓器への移行性を考える

　キノロン系薬の特徴の1つとして, **前立腺移行が良好**であることがあげられます. ほかに前立腺移行が良好な抗菌薬としてST合剤を覚えておきましょう（よって**問題1**の正解はc, d. ちなみにa. セフポドキシム, b. セフジニルの第三世代セファロスポリンは, 移行性の問題だけでなく, bioavailabilityが低いため不正解です）.

[特集] その他の重要な抗菌薬（内服抗菌薬を中心に）

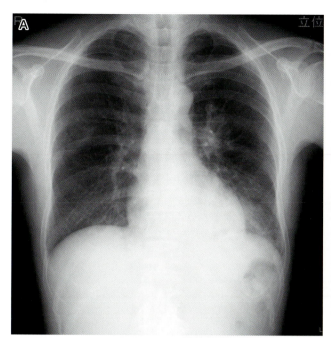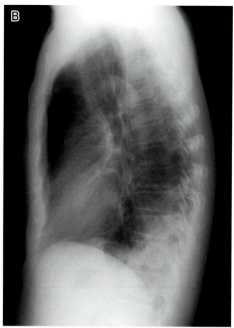

図　胸部単純X線
"肺炎"に対してキノロン系薬を選択する際は必ず結核を除外しよう！

3) 結核は必ず除外する

　問題1とは別の症例ですが，基礎疾患のない61歳男性が，来院10日前からの咳と2日前からの発熱を主訴に受診しました．胸部X線で左下肺野に浸潤影（図），喀痰グラム染色では多数の多核白血球のみで菌体は認めず，初期治療として開始したセフトリアキソンに反応が乏しいという理由でレボフロキサシンが開始されようとしていました．そこでちょっと待て！です．キノロン系薬を選択する際は（特に肺炎であれば），たとえ"下肺野の浸潤影"であったとしても，必ず結核の除外が必要です[5]．結核菌にも効いてしまうキノロン系薬の安易な処方は，**診断の遅れ**[6]だけでなく，キノロン耐性結核菌の出現にもつながります．この症例は，喀痰抗酸菌塗抹2＋，結核菌PCR陽性で肺結核でした．

　キノロン系薬は「広域」抗菌薬です．選択する場面は非常に限られており，安易に処方すべきではない抗菌薬の1つです．また金属（Al, Ca, Fe, Mg, Zn）とキレートを形成しbioavailabilityが低下するため，制酸薬，下剤との併用には注意が必要です．同時に使用する場合は前後2時間空けて内服するように調整しましょう．

表3　マクロライド系抗菌薬の特徴

一般名（略語）	クラリスロマイシン（CAM）	アジスロマイシン（AZM）
代表的な商品名	クラリス®	ジスロマック®
bioavailability	50％	35％
標準的な用法・用量	1回500 mg，1日2回	1回500 mg，1日1回
日本の保険適用量 （薬剤添付文書より抜粋）	1回200 mg，1日2回	1回500 mg，1日1回
静注薬	なし	あり
適応疾患 ※（　）内は第一選択	・非定型肺炎：マイコプラズマ，クラミドフィラ，レジオネラ（AZM） ・百日咳：*Bordetella pertussis* ・非結核性抗酸菌症：MAC，*Mycobacterium fortuitum*などの迅速発育菌（CAM） ・性行為感染症：*Chlamydia trachomatis*（AZM） ・*Helicobacter pylori*の一次除菌療法（CAM）　※AZMは保険適用がない ・細菌性腸炎：*Campylobacter jejuni*（AZM） ・猫ひっかき病：*Bartonella henselae*（AZM） ・軟性下疳：*Haemophilus ducreyi*（AZM） ・βラクタム系抗菌薬アレルギー時の代替薬　※感受性があれば使用	
主な副作用	・消化器症状（悪心，嘔吐，下痢）　※EMに比べてCAM，AZMでは稀 ・QT延長 ・妊婦への安全性は，EM＞AZM＞CAMの順に高い	
主な相互作用	・相互作用は，EM＞CAM＞AZMの順に強い ・シクロスポリン，ワルファリン，テオフィリンなどの血中濃度を上昇させる	

MAC：*Mycobacterium avium* complex
文献3，4を参考に作成．

2　マクロライド系抗菌薬の特徴

> 問題2の解答：c. アジスロマイシン，d. メトロニダゾール

　マクロライド系薬もキノロン系薬と同様に外来診療で処方されることが多い抗菌薬です．マクロライド系薬は「市中肺炎に対する抗菌薬」というイメージが強いかもしれませんが，近年マクロライド耐性菌の蔓延が問題になっています．例えば，肺炎球菌に対するエリスロマイシンの耐性率は約85％であり[2]，またマイコプラズマのマクロライド耐性も増加していることから，安易な処方は避けるべきです．

1）抗菌スペクトラムと適応疾患（表3）

　特にエリスロマイシン（EM），クラリスロマイシン（CAM），アジスロマイシン（AZM）の使い分けを理解しておきましょう．ただしエリスロマイシンは，クラリスロマイシンとアジスロマイシンに比べて半減期が短く，内服薬の消化管吸収も劣るため，実際の臨床現場で使用される機会は少ないです．

> **【マクロライド系薬使用のポイント】**
> - グラム陽性球菌の治療には原則使用しない〔MSSA（methicillin-sensitive *Staphylococcus aureus*：メチシリン感受性黄色ブドウ球菌），レンサ球菌に対するエリスロマイシンの耐性率は約25％[2]〕
> - アジスロマイシンはレジオネラ肺炎治療の選択肢（特に，**結核が否定できずキノロン系薬を避けたい場合**に使用）
> - エリスロマイシンはびまん性汎細気管支炎に対する第一選択薬
> - 副作用と相互作用は，エリスロマイシン＞クラリスロマイシン＞アジスロマイシンの順に強い（妊婦への安全性はエリスロマイシンが最も高い）

2）アジスロマイシンは性行為感染症治療の選択肢

アジスロマイシンは *Chlamydia trachomatis* などによる性行為感染症〔尿道炎や子宮頸管炎，骨盤内炎症性疾患（pelvic inflammatory disease：PID）など〕の治療に使用します．PIDの原因微生物は，① クラミジア，② 淋菌，③ 腸内細菌，④ 嫌気性菌です．治療は，これらの複数菌感染であることを想定し，すべてをカバーする抗菌薬選択となります．**問題2**の症例ではセフトリアキソンで淋菌と腸内細菌のカバーをしているため，クラミジアのカバー目的にアジスロマイシンを，嫌気性菌のカバー目的にメトロニダゾールを選択します．よって，cとdが正解です（症例は，膣分泌物のクラミジアPCRが陽性でした）．

3 「念のため処方」をやめることからはじめよう

> 問題3の解答：d. 50％

2016年4月に策定された「薬剤耐性（AMR）対策アクションプラン」では，**問題3**中の**表1**のような成果指標（抗菌薬削減の具体的な数値目標）が掲げられました[1]．現在使用されている抗菌薬の大半を占めるのは静注抗菌薬ではなく内服抗菌薬であり，そのうち約80％を第三世代セファロスポリン系，マクロライド系，フルオロキノロン系抗菌薬が占めています[7]．マクロライド系，フルオロキノロン系抗菌薬には本来の"活躍の場"があるわけですが，実際（特に外来で）は，これらの抗菌薬が急性上気道炎に処方されているという実情があります．Higashiらの報告では，上気道炎患者の60％に内服抗菌薬が処方されており，そのうちマクロライド系が27％，フルオロキノロン系抗菌薬が16％を占めていました[8]．成果指標達成のためには，まずは上気道炎に対する内服抗菌薬の「念のため処方」をやめることからはじめることが重要です〔→「抗菌薬は必要？ それとも？」（pp.53〜60）もご参照ください〕．

引用文献

1) 国際的に脅威となる感染症対策関係閣僚会議：薬剤耐性（AMR）対策アクションプラン 2016-2020．2016
   http://www.mhlw.go.jp/file/06-Seisakujouhou-10900000-Kenkoukyoku/0000120769.pdf
2) 厚生労働省 院内感染対策サーベイランス事業：検査部門 JANIS（一般向け）期報・年報．
   https://janis.mhlw.go.jp/report/kensa.html
3) 「Antibiotic Essentials, 15th ed.」（Cunha CB & Cunha BA），Jaypee Brothers Medical Publishers, 2017
4) 「レジデントのための感染症診療マニュアル 第3版」（青木 眞/著），医学書院，2015
5) Lin CH, et al：Unilateral lower lung field opacities on chest radiography：a comparison of the clinical manifestations of tuberculosis and pneumonia. Eur J Radiol, 81：e426-e430, 2012
6) Wang JY, et al：Empirical treatment with a fluoroquinolone delays the treatment for tuberculosis and is associated with a poor prognosis in endemic areas. Thorax, 61：903-908, 2006
7) Muraki Y, et al：Japanese antimicrobial consumption surveillance：First report on oral and parenteral antimicrobial consumption in Japan（2009-2013）．J Glob Antimicrob Resist, 7：19-23, 2016
8) Higashi T & Fukuhara S：Antibiotic prescriptions for upper respiratory tract infection in Japan. Intern Med, 48：1369-1375, 2009

参考文献・もっと学びたい人のために

1) 「抗菌薬の考え方，使い方 Ver.3」（岩田健太郎，宮入 烈/著），中外医学社，2012

Profile

石井隆弘（Takahiro Ishii）

沖縄協同病院 総合内科
2006年秋田大学卒業．沖縄協同病院で初期・後期研修，2010年に沖縄県立中部病院感染症内科（短期研修），2014年より静岡県立静岡がんセンター感染症内科フェローを経て，2017年より現職．臨床感染症の面白さを伝えるべく，研修医の先生方と毎日充実した日々を過ごしております．

特　集　抗菌薬ドリル

抗菌薬は必要？　それとも？

野木一孝，北　和也

はじめに

　日常診療において皆さんは抗菌薬を処方するかどうかをどのように決めていますか？ 近年，多剤耐性アシネトバクターやカルバペネム系抗菌薬に耐性の腸内細菌科細菌（carbapenem-resistant *Enterobacteriaceae*：CRE）など，新たな抗菌薬耐性菌の増加が世界的な問題となっています．わが国においても，医療機関内だけではなく市中感染での耐性菌が散見されるようになり，医療を遂行するうえでの重大な懸念材料となっています．こうしたなか，抗菌薬適正使用の重要性が叫ばれており，わが国でも2017年6月に「抗微生物薬適正使用の手引き」が作成されました[1]．今回はこの手引きを参考にし，症例を通じて皆さんと抗菌薬適正使用について考えていきたいと思います．

問題1

　3日前から咽頭痛，鼻汁が出現し，昨日から咳嗽と発熱も出現してきたため当院を受診された34歳男性．抗菌薬を処方してほしいと言ってこられました．体温37.9℃，血圧130/72 mmHg，心拍数96/分，呼吸数20/分，聴診では明らかな呼吸音異常は認めませんでした．

Q：どのように対応すればよいでしょうか？
 a.「抗菌薬を飲んだら早く治りますよねえ」と患者に同調してそのまま抗菌薬を処方する
 b. 感冒には抗菌薬の効果が乏しいことを説明し，日常生活に支障をきたすような症状を緩和する薬を最低限処方する
 c. 肺炎が心配なので薬を処方する前に胸部X線を撮影する
 d.「採血で炎症反応が高かったら考えます」と説明してまず採血を行う

> **問題 2**
>
> 3日前から鼻汁，鼻閉が出現し，昨日から37.5℃の発熱と前額部痛が出現してきたため当院を受診された45歳女性．熱が上がってきたので抗菌薬の処方を希望と言ってこられました．
>
> Q：どのように対応すればよいでしょうか？
> 　a.「抗菌薬を飲んだら早く治りますよねえ」と患者に同調してそのまま抗菌薬を処方する
> 　b. ウイルス性鼻副鼻腔炎あるいは細菌性鼻副鼻腔炎でも対症療法のみで改善することが多いため，現時点では抗菌薬の必要性が乏しいことを伝える
> 　c. 確定診断するために副鼻腔のCTを撮影する
> 　d. すぐに耳鼻科に紹介する

> **問題 3**
>
> 本日朝から嘔気嘔吐が出現し，その後腹痛と水様便が3回出現してきたため当院を受診された47歳男性．早く治したいので抗菌薬を処方してほしいと言ってこられました．
>
> Q：どのように対応すればよいでしょうか？
> 　a.「抗菌薬を飲んだら早く治りますよねえ」と患者に同調してそのまま抗菌薬を処方する
> 　b. 採血や画像検査の結果をみて抗菌薬を処方するか決める
> 　c. ウイルス性胃腸炎の可能性が高く，抗菌薬が不要であることを説明し，制吐薬と整腸薬などの対症療法を行い，水分をこまめに摂取するように説明する
> 　d. 便培養の結果をみて抗菌薬を処方するか決める

1 感冒に抗菌薬は必要？

> 問題1の解答：b. 感冒には抗菌薬の効果が乏しいことを説明し，日常生活に支障をきたすような症状を緩和する薬を最低限処方する

1) 感冒の診断（図1）

　急性気道感染症において，抗菌薬の必要性を見極めるために有用な分類として，American College of Physicians（米国内科学会：ACP）による分類が知られています[2]．これは急性気道感染症を鼻症状（鼻汁，鼻閉），咽頭症状（咽頭痛），下気道症状（咳，痰）の3系統の症状によって，感冒（かぜ症候群），急性鼻副鼻腔炎，急性咽頭炎，急性気管支炎の4つの病型に分類するものです（表1）．感冒とは，鼻症状，咽頭症状，下気道症状のうち，複数の症状が同時に同程度広い気道の領域に分布するものであり，これはウイルス感染の特徴です．同一患者に細菌性の鼻副鼻腔炎・咽頭炎・気管支炎の三者を同時に経験することはないことを考えると理解しやすいでしょう[3]．一方，細菌感染では症状が局在します（例えば溶連菌性咽頭炎では，高熱，咽頭痛および所属リンパ節腫脹はありますが，

[特集] 抗菌薬は必要？それとも？

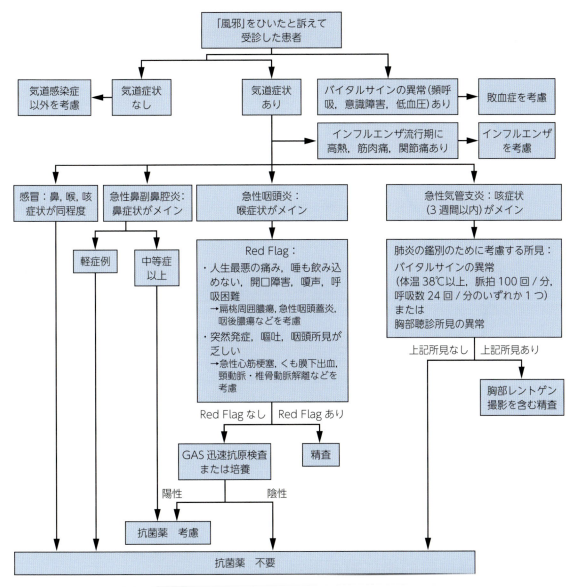

図1 急性気道感染症の診断および治療の手順
※本図は診療手順の目安として作成されたものであり、実際の診療では診察した医師の判断が優先される。
文献1より引用．

表1 急性気道感染症の病型分類

病型	鼻汁・鼻閉	咽頭痛	咳・痰
感冒	△	△	△
急性鼻副鼻腔炎	○	×	×
急性咽頭炎	×	○	×
急性気管支炎	×	×	○

○は主要症状，△は際立っていない程度で他症状と併存，×は症状なし〜軽度．
文献1より．

表2　成人における急性鼻副鼻腔炎のスコアリングシステムと重症度分類

		なし	軽度/少量	中等以上
臨床症状	鼻漏	0	1	2
	顔面痛・前頭部痛	0	1	2
鼻腔所見	鼻汁・後鼻漏	0（漿液性）	2（粘膿性少量）	4（中等量以上）

軽症：1～3点，中等症：4～6点，重症：7～8点．
文献1より引用．

咳や鼻汁はありません）．感冒の典型的な自然経過として，まず微熱や倦怠感，咽頭痛を生じ，続いて鼻汁や鼻閉，その後に咳や痰が出てくるようになります．発症から3日目前後を症状のピークとして，7～10日かけて徐々に軽快していきます[4]．

2）感冒の治療

主にウイルス性感染である感冒では，抗菌薬の使用は推奨されていません．咳は3週間ほど続くこともありますが，持続する咳が必ずしも抗菌薬を要するような細菌感染の合併を示唆するとは限りません．また，感冒に抗菌薬を処方しても治癒が早くなることはなく，成人では抗菌薬による副作用（嘔吐，下痢，皮疹など，17.8％）が偽薬群（8.6％）と比べて2.62倍（95％信頼区間1.32倍～5.18倍）多く発生することが報告されています[5]．つまり，感冒に抗菌薬を処方することは，常にリスクがベネフィットを上回るわけです．

ここで一番重要なことは，抗菌薬の必要性の有無をしっかり患者に説明し，理解していただくことです．一方，通常の自然経過から外れて症状が進行性に悪化する場合や，いったん軽快傾向にあった症状が再増悪（二峰性の経過）した場合には，細菌性肺炎や細菌性鼻副鼻腔炎などの二次的な細菌感染症が合併している場合があるので，その時点での診断を見直す必要があります．

2 急性鼻副鼻腔炎に抗菌薬は必要？

> 問題2の解答：b．ウイルス性鼻副鼻腔炎あるいは細菌性鼻副鼻腔炎でも対症療法のみで改善することが多いため，現時点では抗菌薬の必要性が乏しいことを伝える

1）急性鼻副鼻腔炎の診断（図1，表2）

発熱の有無を問わず，くしゃみ，鼻汁，鼻閉といった鼻症状を主訴とする病態を有する急性気道感染症を急性鼻副鼻腔炎型と分類します．症例によっては頭痛，頬部痛，顔面圧迫感などを伴い，鼻腔内の炎症を伴うため鼻炎症状が先行することが多いです．糖尿病や気管支喘息などの下気道疾患の合併が難治性，反復性の原因となっていることが少なくないです[6]．急性鼻副鼻腔炎は上気道炎に引き続き発症し，発症当初はウイルス感染が主体

とされるため，抗菌薬の効果は期待できません．急性ウイルス性上気道感染症のうち，急性細菌性鼻副鼻腔炎を合併する症例は2%未満と報告されています[7]が，症状が二峰性に悪化する場合には細菌感染症を疑う必要があります．

2) 急性鼻副鼻腔炎の治療

急性鼻副鼻腔炎に関しては，細菌性鼻副鼻腔炎が疑わしい場合でも，抗菌薬投与の有無にかかわらず，1週間後には約半数が，2週間後には約7割の患者が治癒することが報告されています[8]．また，抗菌薬投与群では偽薬群に比べて7〜14日目に治癒する割合は高くなるものの，副作用（嘔吐，下痢，腹痛）の発生割合も高く，**抗菌薬投与は欠点が利点を上回る可能性がある**ことが報告されています[8]．そのため，ACP/CDC（米国疾病予防管理センター）の指針では，急性鼻副鼻腔炎に対する抗菌薬の適応は，症状が10日間を超える場合や重症例の場合（39℃以上の発熱がある場合，膿性鼻汁や顔面痛が3日間以上続く場合），典型的なウイルス性疾患の症状が5日間以上続き，一度軽快してから悪化した場合に限定されています[9]．

急性鼻副鼻腔炎に対して抗菌薬治療を行う場合，日本ではセフェム系やマクロライド系抗菌薬が使用されていますが，**実はアモキシシリンまたはアモキシシリン/クラブラン酸で治療できます**．実際に米国耳鼻咽喉科・頭頸部外科学会[10]やACP/CDC[11]の指針では，中等症以上の急性鼻副鼻腔炎で抗菌薬の適応がある場合には，安全性や有効性，費用，対象とする細菌の種類の狭さからアモキシシリンが第一選択薬として推奨されており，「抗微生物薬適正使用の手引き」でもアモキシシリン1回250 mg，1日3〜4回，5〜7日間内服が推奨されています[1]．

3 急性下痢症に抗菌薬は必要？

> 問題3の解答：c. ウイルス性胃腸炎の可能性が高く，抗菌薬が不要であることを説明し，制吐薬と整腸薬などの対症療法を行い，水分をこまめに摂取するように説明する

1) 急性下痢症の診断（図2）

急性下痢症の90%は感染性，残りの10%が非感染性であり，全身性疾患の一症状として下痢を伴うこともあります[12]．抗菌薬を使用すべき疾患かどうかの見極めは重要であり，急性下痢症の原因推定のための重要な情報としては，発症時期（急性，慢性），随伴症状（発熱，腹痛，血便の有無），食事（いつ，どこで，何を），既往歴（免疫不全や炎症性腸疾患など），抗菌薬投与歴，同様の症状の者との接触歴，最近の海外渡航歴，等があげられます[13]．

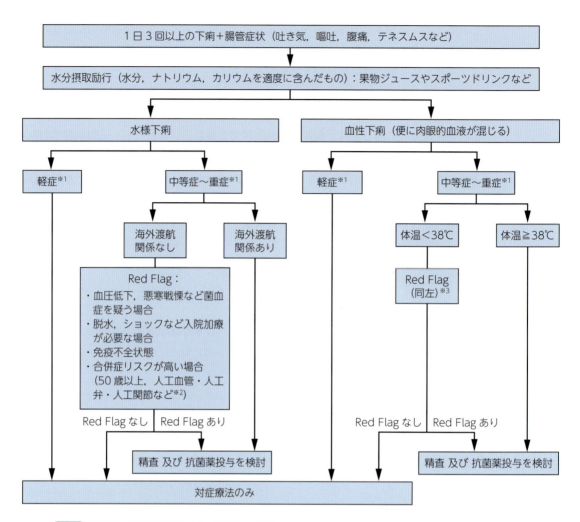

図2　急性下痢症の診断および治療の手順

※1 下痢の重症度：軽症は日常生活に支障のないもの，中等症は動くことはできるが日常生活に制限があるもの，重症は日常生活に大きな支障のあるもの．
※2 他の合併症リスクには炎症性腸疾患，血液透析患者，腹部大動脈瘤などがある．
※3 EHEC（Enterohemorrhagic E. coli，腸管出血性大腸菌）による腸炎に注意し，便検査を考慮する．
※4 本図は診療手順の目安として作成したものであり，実際の診療では診察した医師の判断が優先される．
文献1より引用．

　対症療法で自然軽快することが多いため，便培養は全例に行う必要はなく，中等症～重症，免疫低下のある患者，炎症性腸疾患の患者などで行います．また，キャンピロバクターやサルモネラで菌血症を起こすことがあり，全身症状が強い場合は血液培養の採取も考慮します．

2）急性下痢症の治療

　成人の急性下痢症では，ウイルス性，細菌性にかかわらず，まずは脱水の予防を目的とした水分摂取や点滴投与などの対症療法が重要であり，細菌性であったとしても重症例または海外渡航歴のある帰国者の急性下痢症などの場合を除いて抗菌薬投与は推奨されていません．

　抗菌薬を使用すべき状況としては，① 大腸型腸炎（細菌性腸炎）で，全身状態が悪い場合や免疫不全者・新生児・高齢者の場合，② 抗菌薬の有用性が示されている特殊なケース（旅行者下痢症，赤痢，重症のキャンピロバクター腸炎）[14, 15]，③ 合併症を伴うサルモネラ感染症〔50歳以上，3歳未満，細胞性免疫障害（AIDS，臓器移植後，ステロイド使用，リンパ腫などの悪性疾患），心臓弁膜症，人工関節，腎不全など〕[16]，などがあげられます．

　菌種が想定できないときのempiric therapyの第一選択はキノロン系抗菌薬ですが，近年サルモネラ属やキャンピロバクターに対する耐性化が問題となっています．特にキャンピロバクターに関しては世界的にキノロン系抗菌薬への耐性化が進んでおり，抗菌薬を使用するならマクロライド系抗菌薬が推奨されます[13]．

おわりに

　ヒトと微生物との戦いの歴史のなかで，これまで抗菌薬が果たしてきた役割はとてつもなく大きなものです．今回は抗菌薬の適正使用について取り上げましたが，抗菌薬に対する耐性菌という問題に立ち向かっていくためには，われわれ1人1人が意識を高め，日々の臨床において抗菌薬を正しく処方するという信念をもち続ける必要があると考えています．

引用文献

1）厚生労働省健康局結核感染症課：抗微生物薬適正使用の手引き 第一版．2017
http://www.mhlw.go.jp/file/06-Seisakujouhou-10900000-Kenkoukyoku/0000166612.pdf
2）Gonzales R, et al：Principles of appropriate antibiotic use for treatment of acute respiratory tract infections in adults：background, specific aims, and methods. Ann Intern Med, 134：479-486, 2001
3）田坂佳千："かぜ"症候群の病型と鑑別疾患．「特集 症例とQ&Aで学ぶ かぜ症候群の診療」，今月の治療，13：17-21，2005
4）Gwaltney JM Jr, et al：Rhinovirus infections in an industrial population. II. Characteristics of illness and antibody response. JAMA, 202：494-500, 1967
5）Kenealy T & Arroll B：Antibiotics for the common cold and acute purulent rhinitis. Cochrane Database Syst Rev, 6：CD000247, 2013
6）日本鼻科学会：急性鼻副鼻腔炎診療ガイドライン 2010年版（追補版）．日本鼻科学会誌，53：103-160，2014
7）Berg O, et al：Occurrence of asymptomatic sinusitis in common cold and other acute ENT-infections. Rhinology, 24：223-225, 1986
8）Lemiengre MB, et al：Antibiotics for clinically diagnosed acute rhinosinusitis in adults. Cochrane Database Syst Rev, 10：CD006089, 2012

9) Harris AM, et al：Appropriate Antibiotic Use for Acute Respiratory Tract Infection in Adults：Advice for High-Value Care From the American College of Physicians and the Centers for Disease Control and Prevention. Ann Intern Med, 164：425-434, 2016

10) Rosenfeld RM, et al：Clinical practice guideline（update）：adult sinusitis. Otolaryngol Head Neck Surg, 152：S1-S39, 2015

11) Harris AM, et al：Appropriate Antibiotic Use for Acute Respiratory Tract Infection in Adults：Advice for High-Value Care From the American College of Physicians and the Centers for Disease Control and Prevention. Ann Intern Med, 164：425-434, 2016

12) 「Harrison's Principles of Internal Medicine, 19th ed.」（Kasper DL, et al, eds.），McGraw-Hill Professional, 2015

13) JAID/JSC 感染症治療ガイド・ガイドライン作成委員会 腸管感染症ワーキンググループ：JAID/JSC 感染症治療ガイドライン 2015 －腸管感染症－．感染症学雑誌，90：31-65，2016

14) Guerrant RL, et al：Practice guidelines for the management of infectious diarrhea. Clin Infect Dis, 32：331-351, 2001

15) Ternhag A, et al：A meta-analysis on the effects of antibiotic treatment on duration of symptoms caused by infection with *Campylobacter* species. Clin Infect Dis, 44：696-700, 2007

16) DuPont HL：Clinical practice. Bacterial diarrhea. N Engl J Med, 361：1560-1569, 2009

Profile

野木一孝（Kazutaka Nogi）

奈良県西和医療センター 循環器内科
循環器内科医ではありますが，集中治療や総合診療，感染症など，さまざまな分野に興味があり，現在は院内の研修医教育にも力を入れています．「5年，10年後の奈良の医療を良くするためにみんなで頑張ろう！」を合言葉に研修医と日々切磋琢磨していますので，興味のある方は是非ご連絡ください．

北　和也（Kazuya Kita）

やわらぎクリニック副院長／奈良県西和医療センター 感染制御内科
このまま何の対策も講じずに抗菌薬を使い続ければ，2050年にはがんによる死者（820万人／年）よりも耐性菌での死者（1,000万人／年）が多くなるという研究があります．交通事故（120万人／年），糖尿病（150万人／年）をもはるかに上回ります．de-escalationなしで広域抗菌薬を使用し続けても改善する患者さんを結構目の当たりにしたり，かぜや下痢症に対して何となく抗菌薬を処方しても案外感謝されたり…という経験があるかもしれませんが，実は世界中の人々や未来の子どもたちには悪影響を及ぼしてしまう可能性があるわけです．目の前の患者さんに全力投球しつつも，広い視野をもち，未来を見据えることができるのが本当のプロフェッショナルなのだと思います．AMRについては，医療者一丸となって取り組めているとは，まだまだ言えません．世界を変えるのは研修医の皆さんです！本気で一緒に頑張りましょう！！

特集 抗菌薬ドリル

empiric therapyの考え方

岡　祐介，濵田洋平

はじめに

　empiric therapyとは患者背景や重症度を考慮しながら推定される「感染臓器」「原因菌」のリストに対し，経験的に有効と思われる抗菌薬を選択することをいいます．

　患者状態が軽症であれば想定される原因菌すべてを治療対象とせず，頻度が高い原因菌のみを治療対象として，以降の経過や培養結果から抗菌薬を修正することが可能です．

　また敗血症性ショックのように重篤な症例では頻度が低くても原因となりうる微生物まで想定し抗菌薬を選択する必要があります．

　いずれの場合にも抗菌薬を最適化することを念頭におき，抗菌薬開始前に培養を採取することが大切です．

問題1

　特記すべき既往のない79歳女性．3日前から発熱，頻尿，残尿感があり外来を受診した．尿試験紙法で白血球，亜硝酸塩が陽性であった．意識は清明で，呼吸音，心音ともに異常はなかったが，CVA叩打痛がみられた．38℃台の発熱以外にはバイタルサインに異常はみられなかった．

Q：この患者へのempiric therapyとして開始するのに適切ではない抗菌薬はどれか．
　a. 第1世代セフェム系薬　　b. カルバペネム系薬
　c. ニューキノロン系薬　　　d. クリンダマイシン

問題2

2カ月前に中耳炎の既往がある76歳女性．3日前から湿性咳嗽がみられ，その後喀痰の増加，37℃台の発熱があり独歩で外来を受診した．右下肺野背側でcoarse cracklesを聴取し，胸部単純写真で右下肺野に浸潤影がみられた．肺炎球菌尿中抗原は陽性であった．喀痰のグラム染色を図に示す．

体温37.8℃，脈拍80回/分，血圧134/78 mmHg，呼吸数22回/分，SpO_2 96%（room air）．

Q：この患者へのempiric therapyとして適切でない抗菌薬はどれか．
　a．ベンジルペニシリン（ペニシリンG）
　b．セフトリアキソン
　c．アンピシリン/スルバクタム
　d．レボフロキサシン

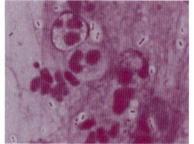

● 図　問題2：喀痰グラム染色

問題3

脳梗塞で入院中の68歳女性．入院6日目に発熱，悪寒があり，末梢ルート刺入部の発赤，腫脹がみられた．体温38.2℃，呼吸数20回/分，脈拍90回/分，血圧120/96 mmHg．胸部単純写真や尿試験紙法では異常はない．翌日血液培養2セットからブドウ状グラム陽性球菌が分離された．その他身体所見上明らかな異常はみられない．

Q：この患者へのempiric therapyとして最も適切な抗菌薬はどれか．
　a．バンコマイシン　　　　　　b．セフタジジム
　c．アンピシリン/スルバクタム　d．レボフロキサシン

問題4

僧帽弁閉鎖不全症の既往のある76歳男性．2カ月前から続く倦怠感，微熱，食欲不振を主訴に外来を受診した．体温37.6℃，呼吸数16回/分，脈拍80回/分，血圧140/80 mmHg．聴診で心尖部領域に全収縮期雑音を聴取した．手指に爪下線状出血がみられ，経胸壁心臓超音波検査で僧帽弁に付着する疣贅がみられた．神経学的所見で明らかな異常はない．全身状態は悪くはないが，感染性心内膜炎を疑われ血液培養を採取した後，入院となった．

Q：この患者への対応として正しいものはどれか．
　a．直ちにセファゾリンを開始する
　b．直ちにバンコマイシンを開始する
　c．直ちにセフトリアキソンを開始する
　d．培養結果が判明するまで抗菌薬の開始を待つ

1 尿路感染症のempiric therapy

> 問題1の解答：d. クリンダマイシン

1）市中発症の尿路感染症

　市中発症の尿路感染症では，原因菌は*Escherichia coli*が最多で約80％を占めるとされています．その他の原因菌として*Klebsiella pneumoniae*，*Proteus mirabilis*などがあり，基本的には頻度の高い腸内細菌科を中心に抗菌薬を選択しましょう[1]．

　軽症～中等症例ではほとんどの症例が，上記の腸内細菌科を想定した第1世代・第2世代セフェム系薬で対応できます．地域におけるESBL（extended-spectrum β-lactamase：基質特異性拡張型βラクタマーゼ）産生菌の分離率が高い場合，循環動態が不安定な場合などはカルバペネム系薬などの耐性腸内細菌科を意識した抗菌薬選択が必要となる場合もあります．クリンダマイシンはグラム陰性菌をカバーしないため腸内細菌科には無効であり，適切ではありません．

　そのほかに*Staphylococcus saprophyticus*や腸球菌などが原因菌となることもあり，特に腸球菌に対してはセフェム系薬，カルバペネム系薬は基本的に無効です．治療薬選択が変わるため，尿のグラム染色や尿培養の結果を確認することも重要です．

2）尿路感染症へのニューキノロン処方には注意が必要

　ニューキノロン系薬は広域スペクトルを有し，繁用される内服薬の1つですが，地域や施設によっては大腸菌の30～40％が耐性であったとの報告もあり注意が必要です[2]．

　またニューキノロン系薬は，一部の例外を除いて尿路感染症の原因菌とはなりにくい緑膿菌もスペクトルに含み，過剰治療につながりがちです．自施設の感受性パターンを把握し，その他の抗菌薬で治療できないか十分検討するようにしましょう．

2 市中肺炎のempiric therapy

> 問題2の解答：a. ベンジルペニシリン（ペニシリンG）

1）市中肺炎の原因菌

　市中肺炎は最も頻度の高い*Streptococcus pneumoniae*のほか，*Haemophilus influenzae*，*Moraxella catarrhalis*，高齢者の肺炎では*K. pneumoniae*なども原因菌となります．喀痰グラム染色で図のようなグラム陰性菌がみられた場合，*S. pneumoniae*以外の3菌種を原因菌として推定した抗菌薬選択を行います．例として，アンピシリン・スルバクタム，第2・第3世代セフェム系薬，ニューキノロン系薬などが選択肢となります（図より*S. pneumoniae*が除外されたことからペニシリンGは選択肢から外れます）．

表1　非定型肺炎を疑う肺外徴候

頭痛	溶血性貧血
皮疹	肝機能障害
水疱性鼓膜炎	CPK上昇
非浸出性咽頭炎	髄膜脳炎
筋肉痛/関節痛	ぶどう膜炎
腹痛	横断性脊髄炎
下痢	末梢神経障害

文献4, 5を参考に作成.

問題2の症例では喀痰の培養で *K. pneumoniae* が同定されました.

> **ここがピットフォール：**
> **"肺炎球菌尿中抗原検査陽性＝肺炎球菌性肺炎", ではない**
>
> 肺炎球菌尿中抗原検査は簡便な検査ですが, 中耳炎や副鼻腔炎など肺炎球菌による軽症の気道感染症の既往によって一度陽性になると, その後数週にわたり陽性が続くことがあり, 結果の解釈には注意が必要です[3]. 喀痰塗抹で, 肺炎球菌様の双球菌が多数みられる, あるいは培養で肺炎球菌が分離されれば肺炎球菌性肺炎として治療を考慮してよいですが, 尿中抗原検査陽性のみで肺炎球菌性肺炎と即断することは控えるべきです.

2) どのようなときに非定型肺炎を考慮するか

　市中肺炎における細菌性肺炎と非定型肺炎の鑑別には年齢や白血球数などを用いた診断基準が用いられることが多いですが, 鑑別が困難であることもしばしば経験されます. 非定型肺炎は肺炎以外に筋肉痛や下痢, 肝機能障害などの全身症状を伴うことがあります(表1). 肺炎患者においても必ず全身診察を行い, このような全身症状を伴う肺炎を非定型肺炎と認識したうえで, empiric therapyにマクロライド系薬, ニューキノロン系薬, テトラサイクリン系薬などを含むことを考慮しましょう.

　また, 市中発症の重症肺炎であれば, 頻度は低くても重篤となるレジオネラ肺炎を考慮し第一選択薬であるニューキノロン系薬を併用することがあります.

　ただし, ニューキノロン系薬は結核菌にも活性を有するため, 安易な使用は結核の診断の遅れ, 感染拡大, 耐性結核誘導などのリスクを伴います. ニューキノロン系薬は処方前に結核を除外することを心掛けましょう.

3 CRBSIを疑う際のempiric therapy

> 問題3の解答：a. バンコマイシン

　CRBSI（catheter-related bloodstream infection：カテーテル関連血流感染症）の原因菌はコアグラーゼ陰性ブドウ球菌（coagulase-negative staphylococci：CNS）が最も多く，次いで黄色ブドウ球菌となります．頻度は低いですがグラム陰性桿菌や*Candida*も原因菌となります．CRBSIを示唆する所見としてカテーテル刺入部の発赤，腫脹，排膿などがありますがこのような所見がみられないことも多いです．

　CRBSI疑い患者の血液培養（特に複数セット）からブドウ状グラム陽性球菌が分離された場合，菌種の同定・感受性結果判明まではメチシリン耐性CNS〔やMRSA（methicillin-resistant *Staphylococcus aureus*：メチシリン耐性黄色ブドウ球菌）〕をスペクトルに含むバンコマイシンの開始を考慮します[6]．

　また，循環動態が不安定もしくは免疫不全のリスクなどがあれば血液培養の結果が判明するまでの間，ブドウ球菌属のみならずグラム陰性桿菌や*Candida*のカバーを考慮することがあります．その場合はバンコマイシンに加え各施設の感受性パターンに基づきセフェム系薬や抗真菌薬などを選択します．

4 感染性心内膜炎のempiric therapy

> 問題4の解答：d. 培養結果が判明するまで抗菌薬の開始を待つ

1）感染性心内膜炎へのアプローチ

　感染性心内膜炎は3〜7人/10万人と稀な疾患ですが，適切な治療が行われないとさまざまな合併症を引き起こし致命的になりうる疾患の1つです[7]．原因菌は，黄色ブドウ球菌などのブドウ球菌，口腔内のα溶血性レンサ球菌（緑色レンサ球菌），腸球菌といったグラム陽性球菌が中心となります（表2）．

　長期の抗菌薬治療にならざるを得ず，可能な限り原因菌にのみ有効な狭域スペクトルの抗菌薬を選ぶことが必要です．なるべくempiricな治療を避けたい疾患と認識し，全身状態の急激な悪化や心不全徴候の増悪がなければ血液培養の結果を確認してからの抗菌薬開始を考慮しましょう．

　すでに抗菌薬投与がされており，原因菌が不明となってしまうことも少なくありません．このような場合，患者状態が許せば数日間抗菌薬投与を中止した後に血液培養をくり返して採取し，原因菌の特定に努めることもあります．

表2 感染性心内膜炎患者（1,779人）における主な原因菌

		人数（％）
ブドウ球菌	黄色ブドウ球菌	558（31.6）
	CNS	186（10.5）
レンサ球菌	緑色レンサ球菌	319（18.0）
	Streptococcus bovis	114（6.5）
	その他のレンサ球菌	91（5.1）
	腸球菌	188（10.6）
HACEK		30（1.7）
HACEK以外のグラム陰性菌		38（2.1）
真菌		32（1.8）
複数菌感染		23（1.3）
その他		56（3.1）
培養陰性		144（8.1）

HACEK：*Haemophilus* sp.（インフルエンザ菌など），*Actinobacillus*, *Cardiobacterium*, *Eikenella*, *Kingella*
文献8より引用．

2）血液培養の結果判明まで治療開始を待てないときは

特に黄色ブドウ球菌などによる感染性心内膜炎では，急激に発症し，全身状態の悪化や心不全の進行を伴うことがあります．このような場合は，血液培養採取後早期のempiric therapyの開始が必要になります．前述のグラム陽性球菌を中心に，患者背景や経過に基づいて原因菌を推定し抗菌薬を選択しますが，抗菌薬投与歴や医療曝露歴からはMRSAまで想定する場合もあります．

血液培養で原因菌が確定した場合の感染性心内膜炎の最適治療は，成書やガイドラインを参照してください．

5 Advanced Lecture

● "重症＝カルバペネム系薬＋抗MRSA薬" でよいのか

重症感染症において，直ちに感染巣が特定できないこともありますが，このようなときも常に可能な限り感染臓器，原因菌を想定したうえで抗菌薬を選択することが重要です．

重症という理由だけで，"empiric therapyとして" 盲目的にカルバペネム系薬と抗MRSA薬を処方することは再考の余地があります．

敗血症性ショックをきたしている壊死性筋膜炎で創部のグラム染色から連鎖状グラム陽性球菌が単一で多数みられる場合は高用量ペニシリンGとクリンダマイシンの併用がよい場合もありますし[9]，肝硬変患者の敗血症性ショックでは*Vibrio vulnificus*感染症を想定しテトラサイクリン系薬やキノロン系薬の併用を考慮する場合もあるかもしれません[10]．

感染臓器によってどのような微生物が原因となりうるのか，どの抗菌薬がどの微生物に有効かを理解し適切なempiric therapyを行うようにしましょう．

引用文献

1) Matsumoto T, et al：Nationwide survey of antibacterial activity against clinical isolates from urinary tract infections in Japan（2008）．Int J Antimicrob Agents, 37：210-218, 2011
2) 霧島正浩：各都道府県から分離された新鮮臨床分離株125万株の各種抗菌薬に対する感受性検査成績．診療と新薬, 52：23-83, 2015
3) Murdoch DR, et al：The NOW S. pneumoniae urinary antigen test positivity rate 6 weeks after pneumonia onset and among patients with COPD. Clin Infect Dis, 37：153-154, 2003
4) Smith LG, et al：Mycoplasma pneumonia and its complications. Infect Dis Clin North Am, 24：57-60, 2010
5) 「Pneumonia Essentials, 3rd ed」（Cunha BA），pp62-63, Physicians, 2010
6) Mermel LA, et al：Clinical practice guidelines for the diagnosis and management of intravascular catheter-related infection：2009 Update by the Infectious Diseases Society of America. Clin Infect Dis, 49：1-45, 2009
7) Baddour LM, et al：Infective Endocarditis in Adults：Diagnosis, Antimicrobial Therapy, and Management of Complications：A Scientific Statement for Healthcare Professionals From the American Heart Association. Circulation, 132：1435-1486, 2015
8) Fowler VG Jr, et al：Staphylococcus aureus endocarditis：a consequence of medical progress. JAMA, 293：3012-3021, 2005
9) Stevens DL, et al：The Eagle effect revisited：efficacy of clindamycin, erythromycin, and penicillin in the treatment of streptococcal myositis. J Infect Dis, 158：23-28, 1988
10) Chen SC, et al：Antibiotic therapy for necrotizing fasciitis caused by Vibrio vulnificus：retrospective analysis of an 8 year period. J Antimicrob Chemother, 67：488-493, 2012

Profile

岡　祐介（Yusuke Oka）
佐賀大学医学部附属病院 感染制御部
感染症コンサルトや感染制御，HIV診療などを行っています．
研修医教育にも力をいれており，多くの研修医の先生方と共に日々の診療にあたっています．

濱田洋平（Yohei Hamada）
佐賀大学医学部附属病院 感染制御部 助教

特集　抗菌薬ドリル

効果判定・経過観察のしかた

山口裕崇，山口征啓

はじめに

診断して治療を開始して，そこで気を抜いていませんか？　診断は正しいか，ちゃんと起因菌をカバーしているか，よりよい治療の選択肢はないか？　適切な効果判定・経過観察なしに感染症診療は成立しません．

問題1

本日から感染症内科ローテートがはじまった初期研修医A君，いきなり病棟管理を任せられた．

Q：感染症治療の効果判定に最適な項目は？
a. CRP値の推移　　b. 白血球数の増減　　c. 体温の評価　　d. 感染巣ごとの特異的指標

問題2

1週間が経ち業務に慣れてきたA君だが，ちょこちょこ病棟患者が発熱するようになった．

Q：発熱が遷延したときに考えることは？
a. 感染巣のコントロール不良　　b. 抗菌薬のスペクトラム（起因菌のカバー漏れ）
c. 抗菌薬による薬剤熱　　　　　d. 新しい熱源の発生

問題3

すっきり軽快する患者さんが多い一方で，経過が芳しくない患者さんも目につくようになった．

Q：治療失敗を危惧するのは？
a. 肺炎で胸部X線写真の陰影残存　　b. 腎盂腎炎で3日を超える発熱
c. 菌血症で血液培養の持続陽性　　　d. 培養検査で耐性菌の検出

[特集] 効果判定・経過観察のしかた

1 治療効果判定に適した項目

> 問題1の解答：d. 感染巣ごとの特異的指標

1）非特異的な項目にとらわれない

　抗菌薬の効果判定にどのパラメータを用いるか，が大切です．発熱・体温・白血球数・CRP（C-reactive protein：C反応性タンパク）・ESR（erythrocyte sedimentation rate：赤血球沈降速度）など非特異的な全身の炎症を反映する項目にとらわれず，**各臓器の生理機能を反映する指標を評価します**[1]．電子カルテの情報だけでなく，ベッドサイドの所見を大切にしましょう．

2）効果判定に用いるべきパラメータ

　代表的な感染症をあげて，有用なパラメータをみてみましょう（**表1**）．

❶ 肺炎

　初期から評価できるのはグラム染色で，肺炎球菌性肺炎では治療開始後6時間もすれば喀痰中の肺炎球菌は駆逐されつつあることを実感できます．このほか呼吸数，聴診所見など，ベッドサイドの所見が大切です．

❷ 尿路感染症

　尿のグラム染色で抗菌薬が効いているか評価できます．腎盂腎炎であれば腰背部痛，前立腺炎なら排尿時痛などの症状も評価に有用です．治療の奏効がわかれば，数日は解熱しなくても慌てなくてよいでしょう．

❸ 肝胆道系感染症

　胆管炎では消化器症状や腹部所見に注意して，血液検査でAST，ALT，ALPなど肝胆道系酵素の改善を確認します．肝膿瘍では画像所見が重要で，病変が大きければ腹部エコーで評価，エコーが難しい部位や治療終盤は造影CTが役に立ちます．

❹ 皮膚軟部組織感染症

　炎症を示唆する「ケルススの4徴」である発赤・腫脹・熱感・疼痛に注目します．蜂窩織炎なら，治療開始翌日には患部に皺が出てきて腫脹の改善がわかり，日を追って発赤・熱感・疼痛も軽快します．

❺ 中枢神経感染症

　脳炎や髄膜炎が代表で，頭痛，意識状態，髄液のグラム染色，細胞数，髄液糖が有用です．経過が思わしくない場合，腰椎穿刺をくり返し髄液所見の改善を確認するのは重要ですが，必ずしも髄液の異常所見が続く限り抗菌薬を継続する必要はありません．

表1　代表的な感染症と有用なパラメータ

	感染症	パラメータ	備考
❶	肺炎	喀痰グラム染色・呼吸数・聴診	胸部X線の改善は遅い
❷	尿路感染症	尿グラム染色・尿路症状	発熱は数日続きうる
❸	肝胆道系感染症	腹部症状・肝胆道系酵素	治療には手術・ドレナージが必須
❹	皮膚軟部組織感染症	発赤・腫脹・熱感・疼痛	ケルススの4徴
❺	中枢神経感染症	頭痛・意識状態・髄液所見	経過不良の場合髄液再検が望ましい
❻	骨関節感染症	炎症反応・局所所見・関節液所見	長期間の治療が必要
❼	腹腔内感染症	消化器症状・画像的な再評価	治療には手術・ドレナージが必要
❽	血流感染症	血液培養の陰性化	膿瘍など合併症の評価

❻ 骨関節感染症

骨髄炎ではデブリドマン後，骨が軟部組織に包まれるまで6週間はかかるので，CRPやESRで経過を追い，創部の見た目や症状と合わせて総合評価します．化膿性関節炎では関節液検査を再評価します．抗菌薬が効いていれば数日で関節液培養が陰性となり，関節液量や関節液の白血球数も低下します．

❼ 腹腔内感染症

感染性腸炎は症状がよくなることが重要です．*Clostridium difficile*（CD）関連腸炎でも便検査でのCD抗原や毒素の陰性確認は不要で，症状が改善しているかを診ます．腹膜炎では腹部症状や熱型のほか，膿瘍の合併を画像検査で評価します．

❽ 血流感染症

感染性心内膜炎，カテーテル関連血流感染（catheter-related blood stream infection：CRBSI）などは，血液培養が陰性になることを確認します．血液培養の陰性化を確認してから実質的な治療期間を数えます．膿瘍の合併例では画像評価が必須です．

2　発熱が遷延したときに考えること

> 問題2の解答：選択肢すべて

1）治療中の感染症に関連した熱源

ドレナージや責任デバイスの除去など，感染巣コントロールが適切か評価しなおします．膿瘍合併や起因菌のカバー漏れも考えます．

表2　入院患者の発熱の鑑別（高頻度の3疾患と6Ds）

高頻度の3疾患	医療関連の3Ds	長期臥床に伴う3Ds
肺炎	薬剤：Drug	深部静脈血栓症：DVT
尿路感染症	偽膜性腸炎：*C.difficile*	褥瘡感染：Decubitus
肝胆道系感染症	デバイス：Device	結晶誘発性関節炎：CPPD

文献2を参考に作成.

2）入院患者の発熱：6Dsで鑑別

　よくある3疾患（肺炎・尿路感染症・肝胆道系感染症）のほか，医療関連の3Dsとして薬剤（Drug），偽膜性腸炎（*C.difficile*），点滴ルートやカテーテル（Device）を確認します．また，長期臥床の3Dsとして深部静脈血栓症（deep vein thrombosis：DVT），褥瘡感染（Decubitus），結晶誘発性関節炎（calcium pyrophosphate dehydrate deposition disease：CPPD）もあげ，合わせて6Dsとします（表2）[2]．

3　治療失敗を危惧するとき

> 問題3の解答：a以外すべて

1）治療開始後の自然経過を知る

　疾患の自然経過を知ることが大切です．肺炎の胸部X線所見は改善が遅く，治療効果判定には使い難いです[3]．腎盂腎炎が解熱するまでの中央値は34時間で，72時間後になって約9割が解熱[4]します．また，菌血症例で治療後4日以内に血液培養が陰性化し症状がよくなれば，感染性心内膜炎は否定的だとDuke criteriaにも記載されています[5]．

2）培養検査結果の鵜呑みは御法度

　培養検査の結果すべてが起因菌とは限りません．MRSA（methicillin-resistant *Staphylococcus aureus*：メチシリン耐性黄色ブドウ球菌）など耐性菌が検出されても汚染菌ならカバーは不要です．またMIC（後述）は *in vitro* での薬剤感受性を示すのみで，MICが低くても病巣への抗菌薬移行性は不良かもしれません．「Aの臓器にBという起因菌がいるのでCの抗菌薬で治療する」という臨床的スタンダードを意識します．

3）MICとは？

　minimum inhibitory concentrationの略です．最小発育阻止濃度といいますが，微生物の増殖を抑制できる抗菌薬の最小濃度のことです．細菌検査室では抗菌薬濃度をどれくらい希釈したところから菌が増殖可能かを検査して，**米国臨床・検査標準協会（Clinical and Laboratory Standards Institute：CLSI）**が定める判定基準などに照らして"S：

susceptible（感受性）"，"I：intermediate（中間）"，"R：resistant（耐性）"のいずれかを報告します．抗菌薬によって感受性（S）と判断されるそもそもの基準濃度が異なるので，抗菌薬どうしでMIC値が低い方が有効とは判断できません．緑膿菌を例にすれば，ピペラシリンはMIC 16 μg/mL（≦64 μg/mL）であれば"S"である一方，シプロフロキサシンはMIC 4 μg/mL（≧4 μg/mL）で"R"と判定されます．よって，ある微生物における抗菌薬ごとのMICを比較して「MICが小さい抗菌薬がよりよい」という縦読み判断は間違いです．

■ 引用文献

1）「レジデントのための感染症診療マニュアル 第3版」（青木 眞/著），医学書院，2015
　　↑研修医必携の感染症バイブル．
2）「ジェネラリストのための内科診断リファレンス」（酒見英太/監，上田剛士/著），医学書院，2014
　　↑エビデンスに基づく究極の診断学．
3）Bruns AH, et al：Patterns of resolution of chest radiograph abnormalities in adults hospitalized with severe community-acquired pneumonia. Clin Infect Dis, 45：983-991, 2007
　　↑市中肺炎の第7病日には56％が臨床的改善を認めたが，胸部X線所見の改善は25％だった，という報告．
4）Behr MA, et al：Fever duration in hospitalized acute pyelonephritis patients. Am J Med, 101：277-280, 1996
　　↑腎盂腎炎患者の発熱期間．
5）Li JS, et al：Proposed modifications to the Duke criteria for the diagnosis of infective endocarditis. Clin Infect Dis, 30：633-638, 2000
　　↑修正Duke心内膜炎診断基準．

■ 参考文献・もっと学びたい人のために

1）「市中感染症診療の考え方と進め方 第2集」（IDATENセミナーテキスト編集委員会/編），医学書院，2015
　　↑マニュアル本では味わえない，現場感が溢れる実践的な良書．
2）「抗菌薬おさらい帳」（関 雅文/編著，石坂敏彦/著），じほう，2016
　　↑薬理学的な領域まで丁寧に踏み込んだ，まさに抗菌化学療法のバイブル的な一冊．

Profile

山口裕崇（Hirotaka Yamaguchi）

飯塚病院 総合診療科
血液培養のフォローとコンサルト業務を主軸に，感染症医としてあるべき姿を日々探求しています．初期研修から卒後4年目まで沖縄群星プロジェクトの中頭（なかがみ）病院，その後，健和会大手町病院（感染症内科フェロー）の2年間を経て，卒後7年目から現職です．心で見なくちゃ，ものごとはよく見えないってことさ．かんじんなことは，目に見えないんだよ（サン＝テグジュペリ作『星の王子さま』）．

山口征啓（Yukihiro Yamaguchi）

健和会大手町病院 感染症内科
最近電子聴診器を買いました．新しい道具があるとやる気が出るのを実感しています．

特集 抗菌薬ドリル

培養結果が判明した後の抗菌薬選択，内服薬へ切り替えのタイミング

戸田祐太，森岡慎一郎

はじめに

「使っている抗菌薬で経過がいいから，このまま同じ抗菌薬で…」，「こっちの抗菌薬の方が広域だからよく効きそう…」，「念のために，この抗菌薬を…」など，感染症診療で疑問に思うことはありませんか．本稿では，研修医の皆さん，また研修医以外にも抗菌薬の使用について上記のような悩みをもったことのある若手医師の皆さんへ，一部ではありますが感染症診療のポイントをお伝えできればと思います．

問題1

70歳男性（既往：肺気腫，アレルギー：なし）．
数日前から咳嗽など感冒症状がみられ，数時間前から悪寒を伴う39℃の発熱が出現し，咳嗽も増悪傾向とのことで夜間救急外来を受診した．来院時，体温39.4℃，呼吸数30回/分，SpO_2 88％（room air）．右前胸部でラ音を聴取したが，その他に異常所見はみられなかった．胸部X線検査で右上肺野に浸潤影を認めたことから肺炎の診断となり，メロペネム1.0 g 1日3回8時間ごとの投与が開始され入院加療となった．入院後，解熱は得られ呼吸状態も改善傾向であったが，入院時に採取された培養検査が下記の通り判明した．

・血液培養は陰性
・喀痰培養検査（Miller & Jones分類 P3）
  塗抹（Geckler分類 5）：白血球とともに多数のグラム陽性双球菌を認める．
  培養：*Streptococcus pneumoniae*，α-*Streptococcus*，β-*Streptococcus*，*Neisseria* spp.，*Staphylococcus*, *aureus*（MRSA）を検出．
  *S. pneumoniae*および*S. aureus*に対する各薬剤のMIC（最小発育阻止濃度）を表1に示す．
・尿培養検査
  塗抹：白血球や細菌を認めない．
  培養：*Pseudomonas aeruginosa*を検出（薬剤感受性は良好）．

表1 問題1：S. pneumoniae および S. aureus に対する各薬剤の MIC

	S. pneumoniae		S. aureus（MRSA）	
	MIC	判定	MIC	判定
ペニシリンG	≦0.03	S	≧16	R
アンピシリン			≧16	R
アンピシリン/スルバクタム			≧32	R
セファゾリン			≧32	R
セフォチアム	≦0.5	S	≧32	
セフォタキシム	≦0.12	S		
セフトリアキソン	≦0.12	S		
セフェピム	≦0.5	S		
イミペネム/シラスタチン			≧16	R
メロペネム	≦0.12	S		
ゲンタマイシン			≦1	S
エリスロマイシン	≧4	R	≧8	R
クリンダマイシン	≧2	R	≧4	R
ミノサイクリン	≧8	R	≦2	S
バンコマイシン	0.5	S	1	
レボフロキサシン	1	S	≧8	R

S：感受性，R：耐性．
※ MIC（μg/mL）

Q：抗菌薬は何を選択するか？
 a. メロペネムを継続
 b. セフェピムへ変更
 c. ペニシリンG（またはアンピシリン）へ変更
 d. メロペネムにバンコマイシンを追加

問題2

　80歳女性（既往：脳梗塞で施設に入所中，アレルギー：なし）．
　本日になり悪寒を伴う39℃の発熱があり反応が悪いとのことで入所施設より救急搬送された．来院時，体温38.9℃，脈拍110回/分，血圧96/65 mmHg．左腰部CVA叩打痛を認めたが，その他に異常所見はみられなかった．尿検査では膿尿を認め，グラム染色で多数の腸内細菌様GNR（gram-negative rods：グラム陰性桿菌）が確認された．急性左腎盂腎炎の診断となり，メロペネム1.0 g 1日3回 8時間ごとの投与が開始され入院となった．入院後，解熱は得られ全身状態は改善傾向であったが，入院時に採取された培養検査が下記の通り判明した．

- 血液培養は陰性
- 尿培養検査
  塗抹：白血球とともに多数の腸内細菌様GNRを認める．
  培養：Escherichia coli（ESBL産生菌）を検出．E. coliに対する各薬剤のMICを表2に示す．

Q：抗菌薬は何を選択するか？
  a. セフメタゾールへ変更
  b. セファゾリンへ変更
  c. アンピシリンへ変更
  d. メロペネムを継続

表2 問題2：E. coli に対する各薬剤のMIC

E. coli（ESBL産生菌）		
	MIC	判定
アンピシリン	≧32	R
アンピシリン/スルバクタム	≧32	R
ピペラシリン/タゾバクタム	≦8	R
セファゾリン	≧32	R
セフメタゾール	≦2	S
セフトリアキソン	≧16	R
セフタジジム	≧32	R
セフェピム	≧62	R
アズトレオナム	≧16	R
メロペネム	≦1	S
アミカシン	≦8	S
ゲンタマイシン	≦1	S
レボフロキサシン	≧16	R

S：感受性，R：耐性．
※MIC（μg/mL）

問題3

60歳男性（既往：糖尿病，アレルギー：なし）．

数週間前から続く微熱と腰痛の増悪にて内科外来を受診，精査にて化膿性椎体炎の診断で入院となった．入院後，血液培養とCTガイド下骨生検で得られた検体から薬剤感受性が良好なStreptococcus agalactiaeが同定され治療中である．現在はアンピシリンの点滴静注（感染性心内膜炎については現段階では否定されているものとする）を開始し，治療開始から7日目となった．抗菌薬加療を開始してからは解熱して腰痛も改善傾向となり，CRPなどの炎症所見は陰性化していないものの低下傾向にある．

Q：抗菌薬は何を選択するか？
  a. アンピシリンの点滴静注を継続 b. いったん抗菌薬は中止
  c. アンピシリンの内服へ変更   d. アモキシシリンの内服へ変更

1 感染症診療のロジックを再確認～自分は何を治療している？

> **問題1の解答：c. ペニシリンG（またはアンピシリン）へ変更**

　問題1の症例は薬剤感受性が良好なS. pneumoniaeによる肺炎であり，薬剤感受性検査の結果をもとにペニシリンG（またはアンピシリン）を選択しました（アンピシリンは薬剤感受性検査でのペニシリンGの結果を参考として選択します[1]）．来院時の喀痰塗抹検査結果，治療後の経過がよいこと，患者背景などから，喀痰から培養されたMRSA（methicillin-resistant Staphylococcus aureus：メチシリン耐性黄色ブドウ球菌）や尿から培養されたP. aeruginosaは今回の原因微生物とは考えにくいといえます．初療時の感染臓器を詰めるプロセス，原因微生物の推定・評価が重要となります．

1) 感染臓器と原因微生物の評価

　発熱だからといってやたら滅多にいろいろな培養検査を提出して，感染臓器や原因微生物の評価をせずに抗菌薬を使い続けている「とりあえず培養」や「とりあえず抗菌薬」を目にすることがあります．「感染臓器から採取した検体の培養検査で同定された全ての微生物」や「感染臓器ではないところから採取しとりあえず提出した検体の培養検査で同定された微生物」を治療していては，不要な抗菌薬の使用や誤った診断になりかねません．患者への病歴聴取や身体診察から具体的な感染臓器とどういった微生物が原因となっているかを評価する必要があります．

　感染症診療では患者背景や感染臓器から原因となる微生物を十分に推定または同定して抗菌薬を選択する必要があり，そういった事前の評価がなければ培養結果が判明した後の抗菌薬選択もできません．事前の評価が十分されずに抗菌薬を使用することが，感染症のマネージメントがうまくいかなくなる原因の1つともいえます[2～5]．

2) Advanced Lecture①：MRSA肺炎

　MRSAが肺炎の原因微生物となる頻度は少ないものの，MRSA肺炎は重篤となることがあるため注意が必要です．ある報告によると，MRSA肺炎は嚥下機能障害や気道の解剖学的な異常（喉頭切除や腫瘍摘出後の喉頭機能不全，肺癌など）のある患者群で多くみられ，上記患者群では良質な喀痰のグラム染色で黄色ブドウ球菌を示唆するグラム陽性球菌が多数認められました[6,7]．MRSA肺炎においても，患者背景と喀痰のグラム染色所見から原因微生物を推測することが診断に至る重要なポイントといえそうです．

2 de-escalationって必要なの？

問題2の解答：a. セフメタゾールへ変更

問題2の症例はESBL（extended spectrum β-lactamase：基質拡張型βラクタマーゼ）産生菌が同定された腎盂腎炎です．ESBL産生菌については一般的にカルバペネム系抗菌薬が選択されますが，臨床経過が改善して安定していることや菌血症に至っていないことから，薬剤感受性検査をもとに比較的安全にメロペネムからセフメタゾールへ変更できると考えます（後述のAdvanced Lecture②参照）．

1) de-escalationの必要性

感染症診療で抗菌薬を使用するにあたり，効果がある抗菌薬を何でも使ってよいわけではなく，下記のような前提のもとに適切な抗菌薬を選択してde-escalationをする必要があります．

① maximal efficacy：最大限の効果がある
② minimal toxicity：副作用や毒性を最小限にする
③ minimal development of resistance：薬剤耐性菌を増やさない

上記③に関しては，選択圧をかけることで薬剤耐性を獲得した微生物を増やさないために，可能な限り狭域な抗菌薬を使用する姿勢が重要といえます．特に最近は抗菌薬適正使用プログラム（antimicrobial stewardship program）やAMR対策アクションプランといった世界的また全国的な取り組みが開始されており，薬剤耐性菌の治療のための適切なde-escalationを覚えていただけたらと思います[2, 8~10]．

2) Advanced Lecture②：ESBL産生菌に対するセフメタゾールの有効性

ESBL産生菌の治療についてはカルバペネム系抗菌薬が推奨されることが多いですが，日本からセフメタゾールの有効性について検討された後方視的研究が複数発表されています．血液悪性腫瘍や好中球減少のある症例を除いて，ESBL産生菌による尿路感染症や菌血症においては，臨床経過が安定している場合にカルバペネム系抗菌薬と比較して非劣勢が示されています[11~15]．

3 内服薬へ切り替えるタイミング～「COMS」

問題3の解答：a. アンピシリンの点滴静注を継続

問題3は化膿性椎体炎で点滴による抗菌薬治療をされて症状など含め全身状態は改善している症例ですが，少なくとも2週間は点滴加療が必要な疾患であり，現段階で内服薬に変更が可能な条件を十分に満たしたとはいえません．

表3 内服薬への切り替えにリスクを伴う感染症

投与開始から2週間は静脈投与による抗菌薬治療が必要な感染症	・肝膿瘍 ・骨髄炎,敗血症を伴う関節炎 ・膿胸 ・肺化膿症
静脈投与による抗菌薬治療が必要な感染症	・S. aureus 菌血症 ・壊死性軟部組織感染症(壊死性筋膜炎など) ・好中球減少を伴う化学療法中の重症感染症 ・人工関節など人工物の感染症 ・髄膜炎/脳炎 ・頭蓋内膿瘍 ・縦隔炎 ・感染性心内膜炎 ・嚢胞性線維症/気管支拡張症の増悪 ・十分にドレナージされていない膿瘍や膿胸

文献14, 16を参考に作成.

1) 内服薬へ切り替えるタイミング

抗菌薬での治療期間が長期に及ぶ感染症の治療では,状況によっては内服薬へ切り替えて加療が継続される場合もあります.内服薬への切り替えが可能かどうかの指標の1つに「COMS」というものがあります[16].

C : Clinical improvement observed　臨床症状の改善がみられる
O : Oral route is not compromised　経口投与が続けられる
　※嘔吐,重度の下痢症,腸管の吸収障害,嚥下障害などがない
M : Markers showing a trend towards normal　臨床的な指標が正常値に向かう
　※少なくとも24時間は発熱がなく,バイタルサインの異常(脈拍>90回/分,呼吸数>20回/分,血圧が不安定),好中球減少を含めたWBCの異常がない(異常値であれば改善傾向であること)
S : Specific indication/deep-seated infection　特定の感染症(表3)ではない

2) bioavailabilityの問題

内服で抗菌薬を使用する際の注意点はいくつかありますが,特に内服薬でのbioavailabilityが問題になります.抗菌薬の内服薬はたくさんありますが,なかには内服でのbioavailabilityが低くなるものがあり(表4),問題3の症例ではアンピシリンの静注薬から内服薬へ切り替える場合はアモキシシリンへ変更するなど注意が必要です.

表4　抗菌薬のbioavailability

bioavailabilityが高い薬剤	アモキシシリン	74〜92％
	アモキシシリン/クラブラン酸	データなし
	セファレキシン	90〜99％
	セファクロル	50〜90％
	レボフロキサシン	98％
	ミノマイシン	90〜100％
	ドキシサイクリン	90〜100％
	クリンダマイシン	＞90％
	ST合剤	95〜100％
	メトロニダゾール	80〜99％
	リネゾリド	100％
bioavailabilityが低い薬剤	アンピシリン	62％
	第3世代セファロスポリン系 ※セフジトレン，セフカペン，セフジニルなど	16〜25％
	バンコマイシン	データなし

※データがないものは一般的に予測されるbioavailabilityとしている．
文献3〜5を参考に作成．

文　献

1）Clinical and Laboratory Standards Institute：M100-S25 Performance Standards for Antimicrobial Susceptibility Testing；Twenty-Fifth Informational Supplement. 2015
2）「感染症診療のロジック 患者さんのモンダイを解決するキホンとアプローチ法」（大曲貴夫/著），南山堂，2010
3）「抗菌薬 虎の巻 第2版」（大曲貴夫/監，坂野昌志，他/著），南山堂，2016
4）「抗菌薬について内心疑問に思っていることQ&A」（大曲貴夫/編），羊土社，2009
5）「レジデントのための感染症診療マニュアル 第3版」（青木眞/著），医学書院，2015
6）「市中感染症診療の考え方と進め方 第2集」（IDATENセミナーテキスト編集委員会/編），医学書院，2015
7）Musher DM, et al：The current spectrum of *Staphylococcus aureus* infection in a tertiary care hospital. Medicine（Baltimore），73：186-208，1994
8）早川佳代子，他（訳）：抗菌薬適正使用プログラムの実施：米国感染症学会および米国医療疫学学会によるガイドライン．2016
9）厚生労働省：薬剤耐性（AMR）対策について．
http://www.mhlw.go.jp/stf/seisakunitsuite/bunya/0000120172.html
10）AMR臨床リファレンスセンター：
http://amr.ncgm.go.jp
11）岩田健太郎：De-escalationを総括する．J-IDEO，1：5-16，2017
12）Paterson DL, et al：Extended-spectrum beta-lactamases：a clinical update. Clin Microbiol Rev, 18：657-686, 2005
13）Doi A, et al：The efficacy of cefmetazole against pyelonephritis caused by extended-spectrum beta-lactamase-producing Enterobacteriaceae. Int J Infect Dis, 17：e159-e163, 2013

14) Matsumura Y, et al：Multicenter retrospective study of cefmetazole and flomoxef for treatment of extended-spectrum-β-lactamase-producing *Escherichia coli* bacteremia. Antimicrob Agents Chemother., 59：5107-5113, 2015
15) Fukuchi T, et al：Cefmetazole for bacteremia caused by ESBL-producing *enterobacteriaceae* comparing with carbapenems. BMC Infect Dis, 16：427, 2016
16) Nottingham University Hospitals：Guideline for the intravenous to oral switch of antibiotic therapy. 2010

> Profile

戸田祐太（Yuta Toda）
国立国際医療研究センター 国際感染症センター
救急・集中治療が専門．
感染症診療のロジックに魅了され国立国際医療研究センターの国際感染症センターで研修，一般感染症に加えマラリアなど輸入感染症やHIV・結核などの感染症診療に携わっています．
当センターに興味のある方は気軽にお問い合わせください．

森岡慎一郎（Shinichiro Morioka）
国立国際医療研究センター 国際感染症センター

特集 抗菌薬ドリル

抗菌薬のやめどき・治療がうまくいかないときのアプローチ

山本泰正，倉井華子

はじめに

感染症を治療して患者さんの状態がよくなってきた場合，いつまで抗菌薬を続ければよいのか？ 患者さんの状態がよくなっていない場合，すぐに別の抗菌薬に変えた方がよいのか？ 経過をこのままみてもよいのか？ 本稿ではそのような疑問について，頻度の高い疾患を例に簡単に解説したいと思います．

問題1

生来健康な60歳代男性．昨日からの発熱，咳，膿性痰を主訴に外来を受診した．SpO$_2$ 93％（room air），胸部単純X線写真で左下肺に浸潤影と，喀痰グラム染色で肺炎球菌を疑うグラム陽性球菌を認めた．肺炎球菌性肺炎の診断でアモキシシリンを7日分処方し帰宅させた．1週間後の外来では，自覚症状は改善し，SpO$_2$ 98％（room air）と軽快していたが肺陰影は残存し採血ではCRPは5.8 mg/dLであった．

Q：この時点での対応はどうするか？
 a．CRPが正常化するまで，アモキシシリンを継続する
 b．胸部X線写真の陰影が改善していないので，別の抗菌薬に変更する
 c．抗菌薬治療を終了する
 d．直ちにCT検査を行う

問題2

生来健康な40歳代女性．数日前からの38℃台の発熱，嘔気を主訴に外来を受診した．左肋骨脊柱角（costovertebral angle：CVA）の叩打痛と尿のグラム染色で白血球とグラム陰性桿菌を認めた．急性腎盂腎炎として入院させ，血液培養を採取，セフトリアキソン2g 1日1回の点滴治療を開始した．入院2日目，38〜39℃台の発熱が持続し改善は認めていない．

> Q：この時点での対応はどうするか？
> a. 直ちに採血して白血球やCRPを調べる
> b. 別の抗菌薬に変更する
> c. このまま治療継続して経過をみる
> d. 直ちに腹部エコーもしくはCT検査を行う

問題3

> 高血圧，高尿酸血症で近医通院中の70歳代男性．数日前からの38℃台の発熱，嘔気を主訴に外来を受診した．左CVA叩打痛を認め，尿のグラム染色では白血球とグラム陰性桿菌を認めた．急性腎盂腎炎の診断で入院させ，尿と血液培養を採取しセフトリアキソン1回2g1日1回の点滴治療を開始した．尿および血液培養からは大腸菌が検出された．入院5日目の時点で発熱とCVA叩打痛は持続していた．尿，血液培養から検出された大腸菌はセフトリアキソンに感受性があった．
>
> Q：この時点での対応はどうするか？
> a. 直ちに採血して白血球やCRPを調べる
> b. 別の抗菌薬に変更する
> c. このまま治療継続して経過をみる
> d. 腹部エコーもしくはCT検査を行う

1 市中肺炎の経過と治療のやめどき

問題1の解答：c. 抗菌薬治療を終了する

　肺炎の治癒過程を知っておくことが大切です．肺炎は適切な抗菌薬を投与すると，喀痰の量・呼吸回数・喀痰グラム染色所見・酸素化能など臓器（肺）に特異的な所見が改善します[1]．胸部単純X線写真での肺陰影の改善は遅く，Brunsらによると肺炎治療開始7日後に浸潤影が消失していたのは25.1％，28日後でも37.9％に浸潤影が残存していました[2]．CRPの正常化や完全に肺陰影が改善するまで抗菌薬を継続する必要はありません．**問題1**の症例では臨床症状は問題なく，抗菌薬を終了して経過をみます．

● 肺炎の治療期間

　現行のInfectious Diseases Society of America（IDSA）ガイドライン[3]では最低5日間の抗菌薬投与が推奨されています．
　Hayashiらによると5つのrandomized controlled trials（RCTs：ランダム化比較試験）において，市中肺炎に対して5日間とそれ以上の治療期間で臨床的な差がないとされています（表1）[4]．メタ分析では，7日間以内の治療期間で安全な治療が可能とされています[4]．このようなデータから肺炎の治療期間は5〜7日間程度が一般的です．ただし黄色ブドウ球

表1　肺炎の抗菌薬治療期間の検討

著者・年	感染タイプ	短期治療	比較治療	対象患者数	結果
Siegel, et al. 1999	市中肺炎	セフロキシム 750 mg 8時間ごと静注2日間,その後セフロキシム/アキセチル 500 mg 12時間ごと経口5日間,計7日間	セフロキシム 750 mg 8時間ごと静注2日間,その後セフロキシム/アキセチル 500 mg 12時間ごと経口8日間,計10日間	52	臨床的治癒に差はなし
Leophonte, et al. 2002	市中肺炎	セフトリアキソン 1 g 静注1日1回,5日間	セフトリアキソン 1 g 静注1日1回,10日間	244	臨床的治癒に差はなし
Dunbar, et al. 2003	市中肺炎	レボフロキサシン 750 mg 1日1回静注/経口,5日間	レボフロキサシン 500 mg 1日1回静注/経口,10日間	528	臨床的治癒および細菌学的結果に差はなし
Dunbar, et al. 2004	市中肺炎 非定型肺炎	レボフロキサシン 750 mg 1日1回静注/経口,5日間	レボフロキサシン 500 mg 1日1回静注/経口,10日間	149	臨床的治癒および細菌学的結果において非劣性
Leophonte, et al. 2004	市中肺炎	ゲミフロキサシン 320 mg 1日1回,7日間	アモキシシリン/クラブラン酸 1,000/125 mg, 10日間	320	臨床的治癒,細菌学的結果および画像所見に差はなし
Tellier, et al. 2004	市中肺炎	テリスロマイシン 800 mg 1日1回経口,5日間	テリスロマイシン 800 mg 1日1回経口,7日間	378	臨床的治癒および細菌学的結果に差はなし
Tellier, et al. 2004	市中肺炎	テリスロマイシン 800 mg 1日1回経口 5日間 or 7日間	クラリスロマイシン 500 mg 1日2回経口,10日間	559	臨床的治癒および細菌学的結果に差はなし
El Moussaoui, et al. 2006	市中肺炎	アモキシシリン 1 g 静注 6時間ごと,3日間	アモキシシリン 1 g 静注 6時間ごと,3日間,その後 アモキシシリン 750 mg 8時間ごと経口5日間,計8日間	119	臨床的治癒および画像所見の改善において非劣性
File, et al. 2007	市中肺炎	ゲミフロキサシン 320 mg 経口1日1回,5日間	ゲミフロキサシン 320 mg 経口1日1回,7日間	510	臨床的治癒,細菌学的結果および画像所見の改善において非劣性
Chastre, et al. 2003	人工呼吸器関連肺炎	8日間	15日間	401	死亡率と再発率に差はなし 抗菌薬不使用の日数:13.1対8.7 (P＜0.001)

文献4より肺炎に関する項目を引用.

菌のような壊死性病変を伴いやすい微生物では長い治療期間が必要となる場合もあります.
　適切な抗菌薬が投与されていても改善がない場合は,膿胸や肺膿瘍が生じた可能性があります.ドレナージが十分にできていない膿胸や肺膿瘍を伴う場合では治療の延長を検討します.

2 単純性腎盂腎炎の経過と治療のやめどき

問題2の解答：c. このまま治療継続して経過をみる

急性腎盂腎炎の場合，原則として入院で加療を行います．適切な抗菌薬を投与しても治療開始してから解熱までに48〜72時間かかります[5]．治療開始後72時間経過しても改善がない場合は，さらなる精査や治療方針の変更を検討します．**問題2**の症例は治療開始の2日目であり，全身状態が落ち着いていれば慌ててCTなどの精査や抗菌薬の変更をせずに経過をみます．

● 腎盂腎炎の治療期間

IDSAガイドラインでは，単純性急性腎盂腎炎に対してβラクタム系抗菌薬静注で10〜14日間の治療を推奨しています[6]．この推奨はStammらによって実施された，2週間のアンピシリン〔またはトリメトプリム-スルファメトキサゾール（TMP-SMX）〕が6週間のアンピシリン（またはTMP-SMX）と比較して臨床治癒率に差がないことを示したRCTに基づきます（**表2**）．

また成人の急性腎盂腎炎で短期（7〜14日）と長期（14〜42日）の抗菌薬投与期間を比較したメタ分析では，臨床的治癒，細菌学的有効性，再発および有害事象に関して統計学的な有意差はありませんでした[7]．

3 複雑性腎盂腎炎での考え方

問題3の解答：d. 腹部エコーもしくはCT検査を行う

問題3の症例は急性腎盂腎炎ですが，**問題2**の症例と違い治療開始から72時間以上経過しても解熱していません．腹部CTを撮影したところ左尿管に結石が嵌頓しており水腎症を認めました．このためドレナージが必要な複雑性腎盂腎炎として泌尿器科医にコンサルトし，ドレナージをして改善しました．このような通常の経過と違う場合では，漫然と抗菌薬を継続するだけではなく，以下のような精査，検討を行います．

1）尿路に閉塞起点など解剖学的な異常はないか？

尿路の閉塞起点（尿管結石，尿管狭窄，膀胱留置カテーテル閉塞など），膿瘍形成，気腫性病変などの検索目的に腹部エコーやCTなどの画像評価を行います．閉塞起点や膿瘍が認められた場合は，外科的ドレナージや閉塞解除目的として泌尿器科医にコンサルトします．

表2 急性腎盂腎炎の抗菌薬治療期間の検討

著者・年	感染タイプ	短期治療	比較治療	対象患者数	結果
Gleckman, et al. 1985	急性腎盂腎炎	ゲンタマイシン or トブラマイシン 1.5～1.75 mg/kg 8時間ごと 静注48～72時間,その後 TMP-SMX 160/800 mg 1日2回経口,7～8日間,計9～11日間	ゲンタマイシン or トブラマイシン 1.5～1.75 mg/kg 8時間ごと 静注48～72時間,その後 TMP-SMX 160/800 mg 1日2回経口,18～19日間,計20～22日間	54	臨床的治癒率に差はなし
Stamm, et al. 1987	急性腎盂腎炎	アンピシリン 500 mg 6時間ごと経口,2週間	アンピシリン 500 mg 6時間ごと経口,6週間	27	臨床的治癒率に差はなし
Stamm, et al. 1987	急性腎盂腎炎	TMP-SMX 160/800 mg 12時間ごと経口,2週間	TMP-SMX 160/800 mg 12時間ごと経口,6週間	33	臨床的治癒率に差はなし
Jernelius, et al. 1988	急性腎盂腎炎	ピバンピシリン/ピブメシリナム 500/400 mg 1日3回経口,7日間	ピバンピシリン/ピブメシリナム 500/400 mg 1日3回経口,7日間,その後 250/200 mg 1日3回経口,14日間,計21日間	77	細菌学的所見の改善:28％対69％(P=0.04)
De Gier, et al. 1995	急性腎盂腎炎	フレロキサシン 400 mg 1日1回,7日間	フレロキサシン 400 mg 1日1回,14日間	54	臨床的治癒率に差はなし
Talan. 2000	急性腎盂腎炎	シプロフロキサシン 500 mg 1日2回,7日間	TMP-SMX 160/800 mg 1日2回,14日間	255	臨床治癒率:96％対83％(P=0.02)
Klausner, et al. 2007	急性腎盂腎炎	レボフロキサシン 750 mg 1日1回,5日間	シプロフロキサシン 500 mg 1日2回,10日間	192	臨床的治癒率および細菌学的所見に差はなし
Peterson, et al. 2008	急性腎盂腎炎	レボフロキサシン 750 mg 1日1回,5日間	シプロフロキサシン 500 mg 1日2回,10日間	1,109	臨床治癒率および細菌学的所見において非劣性

文献4より急性腎盂腎炎に関する項目を引用.

2) 本当に最初の診断が正しかったか? 感染症以外の併存疾患がなかったか?

腎盂腎炎の経過で,発熱が持続(＞72時間)している場合,腎盂腎炎以外の要因も考えられます.例えば薬剤熱,腫瘍熱,偽膜性腸炎,血栓症,ピロリン酸カルシウム結晶沈着症(偽痛風)など感染症以外の可能性も考えられます〔「効果判定・経過観察のしかた」表2(p.71)を参照〕.尿路感染以外でも,腹腔内の炎症(骨盤内感染症,憩室炎,胆道系感染症,腫瘍など)の波及で尿中に白血球が出てくることもあります.本当に尿路感染で正しいのか,という意識をもっておくことが大事です.

3) 選択した抗菌薬は適切であったか? 変更が必要か?

尿,血液培養の結果を確認します.治療がうまくいっていない場合だけでなく,経過が良好な場合でもより狭域な抗菌薬への変更(de-escalation)ができる可能性があります.抗菌薬を投与する前には培養を採取しておくことが大切です.起因菌の感受性を確認して,

無効な抗菌薬であれば変更が必要です．また有効な抗菌薬の場合でも，適切な分量と回数で投与されているかの確認も必要です．

引用文献

1) Halm EA, et al：Time to clinical stability in patients hospitalized with community-acquired pneumonia：implications for practice guidelines. JAMA, 279：1452-1457, 1998
2) Bruns AH, et al：Patterns of resolution of chest radiograph abnormalities in adults hospitalized with severe community-acquired pneumonia. Clin Infect Dis, 45：983-991, 2007
3) Mandell LA, et al：Infectious Diseases Society of America/American Thoracic Society consensus guidelines on the management of community-acquired pneumonia in adults. Clin Infect Dis, 44：S27-S72, 2007
4) Hayashi Y & Paterson DL：Strategies for reduction in duration of antibiotic use in hospitalized patients. Clin Infect Dis, 52：1232-1240, 2011
5) Hooton TM：Clinical practice. Uncomplicated urinary tract infection. N Engl J Med, 366：1028-1037, 2012
6) Gupta K, et al：International clinical practice guidelines for the treatment of acute uncomplicated cystitis and pyelonephritis in women：A 2010 update by the Infectious Diseases Society of America and the European Society for Microbiology and Infectious Diseases. Clin Infect Dis, 52：e103-e120, 2011
7) Kyriakidou KG, et al：Short- versus long-course antibiotic therapy for acute pyelonephritis in adolescents and adults: a meta-analysis of randomized controlled trials. Clin Ther, 30：1859-1868, 2008

参考文献・もっと学びたい人のために

1) 「がん診療に携わる人のための 静がん感染症治療戦略」（伊東直哉，倉井華子/編著），日本医事新報社，2016
   ↑多くが非がん患者でもみられるコモンな感染症について症例ベースでわかりやすく掘り下げています．
2) 「Mandell, Douglas, and Bennett's Principles and Practice of Infectious Diseases, 8th ed」（Bennett JE, et al, eds），Saunders, 2014
   ↑感染症の教科書といえばこれ．

Profile

山本泰正（Yasumasa Yamamoto）
静岡県立静岡がんセンター 感染症内科
今後，耐性菌の増加で感染症診療が難しくなっている状況で抗菌薬の適正使用があらためて注目されています．学生や研修医の皆さんに興味をもって感染症の勉強に役立ててもらえれば，幸いです．

倉井華子（Hanako Kurai）
静岡県立静岡がんセンター 感染症内科 部長
2002年富山大学卒業，2010年から静岡がんセンターで勤務しています．10年以上感染症を専門にしていますが，抗菌薬の中止時期はいつも悩みます．AMR（耐性菌）対策が注目されるなか，最適な治療期間を模索する研究が今後さらに進んでいくでしょう．エビデンスを追いかけるのと同時に，一症例ごとに考える姿勢を忘れないように心掛けています．皆さまの見学をお待ちしています．

特集 抗菌薬ドリル

菌血症のマネジメント

羽田野義郎

問題1

70歳男性．中咽頭がん，腹膜播種で入院中である．現在は腹膜播種による腸閉塞で絶食，中心静脈栄養による補液をされている．突然悪寒戦慄を伴う39℃の発熱が出現し，セフェピムが開始された．発熱時に採取された血液培養2セットから黄色ブドウ球菌菌血症（MSSA）が検出された．この時点で髄膜炎は否定的であった．

Q：この患者のマネジメントで正しいものはどれか？
　a．血液培養のフォロー
　b．心エコー
　c．抗菌薬をセファゾリンに変更する
　d．感染巣のドレナージができる部位があるかどうかの確認

問題2

80歳女性．施設入所中の発熱，尿路感染症の診断で入院中の患者さん．尿路感染症の経過は良好だが，入院後ADLや食欲が落ち，入院12日目の現在は末梢静脈輸液が1,000 mL/日で継続されている．悪寒戦慄を伴う39℃の発熱が出現し，診察を行うと図のような点滴刺入部に一致した発赤を認めた．点滴内容を確認するとアミノ酸製剤が投与されており，発熱時に採取した血液培養2セットからは好気・嫌気ボトルともにグラム陽性桿菌が検出された．

Q：最も考えられる微生物名は次のうちどれか？
　a．黄色ブドウ球菌　　　　b．表皮ブドウ球菌
　c．*Clostridium perfringens*　　d．*Bacillus cereus*

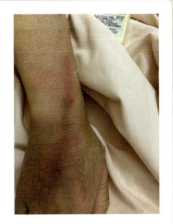

図　問題2：点滴刺入部の発赤

表1 黄色ブドウ球菌菌血症バンドル

バンドル	死亡率 オッズ比（95％ CI）
① **血液培養陰性化**を確認（48〜96時間後）	2.83（1.78〜4.49）
② 早期の**感染巣ドレナージ**（72時間以内）	4.56（2.12〜9.79）
③ **心エコー**	2.50（1.42〜4.41）
④ MSSA判明後**第1選択薬に変更**	1.79（1.15〜2.78）
⑤ バンコマイシン投与時の**トラフ測定**	1.42（0.65〜3.10）
⑥ **適切な治療期間**	2.13（1.24〜3.64）
すべて施行すると 30日死亡率	0.56（0.34〜0.93）

文献2より．

1 黄色ブドウ球菌菌血症のマネジメント

問題1の解答：すべて

　黄色ブドウ球菌菌血症は頻度の高い菌血症ですが，その死亡率は高く（20〜40％），播種性病変を生じるため状況に応じて探しにいく必要があり，ときに外科的な処置が必要になる，という一筋縄ではいかない特別な視点が必要な菌血症でもあります．感染症科コンサルテーションで予後が改善するという報告[1]は多数ありますので，感染症科や感染制御部へコンサルテーションをしましょう（もし感染症部門が存在しなくても，日本では総合内科や総合診療科などで感染症疾患を担当していることが多いと想定されますので，その場合はコンサルテーションをしてみましょう．要は感染症に詳しい先生方とマネージメントすることで予後が改善する可能性があります）．

1）黄色ブドウ球菌菌血症と診断したときの次の一手は？

　原則として，黄色ブドウ球菌は血液培養1セットのみ陽性でも真の菌血症として治療します．診断後に行うべきことは**表1**にまとめています[2]．血液培養のフォロー，心エコー（全例に経食道心エコーを行うかは議論のあるところですが，閾値は低く設定），ドレナージすべき播種性病変があればドレナージを検討する，第1選択薬の抗菌薬を使用する（MSSA菌血症：例えば頭蓋内感染症など組織移行性を考慮しない場合はセファゾリン，MRSA菌血症：バンコマイシン），などがあげられます．ここでは，カテーテル関連血流感染症も疑われるため中心静脈カテーテルの抜去も検討すべきでしょう．

2）黄色ブドウ球菌菌血症：治療期間は？

　黄色ブドウ球菌菌血症の治療期間は点滴治療を最低2週間，基本的には4週間であり，治療期間をしっかりとるべき疾患です．椎体炎や膿瘍性病変を合併している場合は6週間が基本となります．2週間でよい条件は**表2**を満たしたときである，と米国感染症学会のカテーテル関連血流感染症のガイドライン[3]では触れられています．

表2　黄色ブドウ球菌菌血症で2週間の治療期間を考慮できる条件

- 糖尿病の合併がない
- 免疫抑制状態ではない（ステロイド・免疫抑制薬など）
- 感染したカテーテルを抜去している
- 血管内に人工デバイスがない（ペースメーカー，血管グラフトなど）
- 心内膜炎や化膿性血栓性静脈炎がない
- 治療後72時間以内に解熱，菌血症が軽快している
- 播種性の病変を示唆する所見がない

文献3より引用．

3）臨床上重要：黄色ブドウ球菌菌血症とカンジダ血症の共通点とは？

　黄色ブドウ球菌菌血症は初期研修中必ず遭遇すると言っても過言でないくらいcommonな感染症です．これまで黄色ブドウ球菌菌血症のマネジメントについてご紹介しましたが，同様にcommonなカンジダ血症のマネジメントにも共通点があります．ポイントは以下の通りです．commonである，そして厄介な感染症だからこそ，しっかりマネジメントできるように学びましょう．

- 血液培養1セット陽性のみでも基本的に治療すべき微生物である（90％は真に菌血症：コンタミネーションと考えない）
- 血液培養陰性化を確認するために治療開始後に血液培養のフォローを行う．
- 治療期間は血液培養陰性確認日を1日目とする．
- その他，両者ともカテーテル関連血流感染症が疑われた場合，カテーテルを抜去する．黄色ブドウ球菌菌血症では心エコー，カンジダ血症では眼科コンサルト（眼内炎を除外するため）など，菌血症（真菌血症）と診断された時点でマネジメントを行ううえで追加すべき検査などが存在する．

2　末梢静脈カテーテル関連血流感染症のマネジメント

問題2の解答：d. *Bacillus cereus*

　グラム陽性桿菌はcのクロストリジウムとdのバチルスのいずれかですが，診断は末梢静脈カテーテル関連血流感染症が疑われること，また好気ボトルでも陽性となっていることから，最も可能性の高い微生物はバチルスとなります．

1）末梢静脈カテーテル関連血流感染症

　カテーテル関連血流感染症と言えば中心静脈カテーテルをまず思い浮かべるかもしれませんが，普段頻用されている末梢静脈カテーテルでも血流感染症は起こります（表3）．血流感染をきたしている場合もあるので，単にカテーテルを抜けばよいというわけではありません．状況に応じて血液培養を採取しましょう．

表3 カテーテル別血流感染発生頻度

	カテーテル1,000日あたりの発生率
末梢静脈カテーテル	0.6
短期の中心静脈カテーテル	2.3
皮下トンネル型中心静脈カテーテル	1.2
埋め込み型ポート	0.2

文献4より.

　今回はバチルス属のケースを取り扱いました．普段はコンタミネーションとして取り扱われている（？）バチルスですが，末梢静脈カテーテル血流感染症をきたす場合があります．実臨床ではバチルス菌血症を見た場合，まずは頻度の高いカテーテル（特に末梢静脈カテーテル）関連血流感染症なのか，コンタミネーションなのかの判断を強いられます．血液培養1セットで陽性になると判断に迷うだけですので普段から2セット採取を心がけましょう．

2）アミノ酸製剤とバチルス菌血症の奇妙な関係

　これまで基礎的研究で，アミノフリード®輸液内にバチルスを注入すると急速に増殖するということがわかっていましたが[5]，2017年に公表された日本の病院8施設のデータを用いたケースコントロール研究では，バチルスによるカテーテル関連血流感染症のリスク因子として末梢静脈カテーテル留置（調整オッズ比213.7，95％信頼区間：23.7-1924.6）とアミノ酸製剤（調整オッズ比41.6，95％信頼区間：4.2-411.7）があげられるという結果となりました[6]．

　またバチルスは外傷後の眼内炎の原因微生物としてときに経験しますが，カテーテル関連血流感染症などでの菌血症の結果，ときに急激な経過で眼内炎をきたし失明に至る症例もありますので眼の症状をきたした場合は眼科コンサルトを検討しましょう．

　毎日の回診で「そのカテーテル（末梢静脈だけに限りません．中心静脈カテーテルや尿道カテーテルも含みます）は必要か？」「そのアミノ酸製剤は必要か？」「末梢静脈カテーテル関連血流感染症は起こっていないか？」を一度は考えましょう．筆者はカテーテルが挿入されている患者さんは毎日その必要性について考え，末梢静脈カテーテルが挿入されている場合は局所の確認をしています．

■ 引用文献

1) Honda H, et al：The value of infectious diseases consultation in *Staphylococcus aureus* bacteremia. Am J Med, 123：631-637, 2010
　↑感染症科コンサルテーションにより黄色ブドウ球菌菌血症の予後が改善されるという論文.

2) López-Cortés LE, et al：Impact of an evidence-based bundle intervention in the quality-of-care management and outcome of *Staphylococcus aureus* bacteremia. Clin Infect Dis, 57：1225-1233, 2013
　↑黄色ブドウ球菌菌血症のバンドルの説明. 全部行えば死亡リスクは約半分に.

3) Mermel LA, et al：Clinical practice guidelines for the diagnosis and management of intravascular catheter-related infection：2009 Update by the Infectious Diseases Society of America. Clin Infect Dis, 49：1-45, 2009
　↑米国感染症学会によるカテーテル関連血流感染症ガイドライン.

4) Crnich CJ & Maki DG：The promise of novel technology for the prevention of intravascular device-related bloodstream infection. II. Long-term devices. Clin Infect Dis, 34：1362-1368, 2002
　↑血管内カテーテルと血流感染症についての review.

5) Kuwahara T, et al：Effects of lipid emulsion and multivitamins on the growth of microorganisms in peripheral parenteral nutrition solutions. Int J Med Sci, 10：1079-1084, 2013
　↑アミノ酸製剤にバチルス, セラチアを注入すると急速に増殖するという研究.

6) Kutsuna S, et al：Risk factors of catheter-related bloodstream infection caused by *Bacillus cereus*：Case-control study in 8 teaching hospitals in Japan. Am J Infect Control, 45：1281-1283, 2017
　↑日本の8施設で行われたバチルスによるカテーテル関連血流感染症のリスク因子の研究.

Profile

羽田野義郎（Yoshiro Hadano）
聖マリア病院 感染症科
詳細はp.24参照.

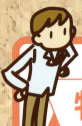

レジデントノート
特集関連バックナンバーのご紹介

2018年2月号（Vol.19 No.16）

**「肺炎」を通して
あなたの診療を
見直そう！**

パッション漲る指導医たちが
診断・治療の要所に切り込む
誌上ティーチング

坂本　壮／編

定価 2,000円＋税
ISBN 978-4-7581-1599-5

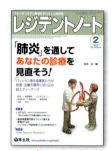

- 1つの疾患を通して診断・検査・治療のマネジメントを学ぶことができ、応用性が非常に高かった．
- 編者のコラムを通して、ERの現場で働くなかでのクリニカルパールを知ることができ勉強になった．

2016年12月号（Vol.18 No.13）

**その抗菌薬、
本当に必要ですか？**

Choosing Wiselyで考える，
抗菌薬の正しい選び方・使い方

忽那賢志／編

定価 2,000円＋税
ISBN 978-4-7581-1578-0

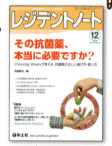

- 呼吸器症状・尿路感染症・消化器症状・小児感染症それぞれにおいて症例を出しながら，抗菌薬の必要性を学ぶことができる点がよかった．
- 諸外国では処方箋なく抗菌薬が売られている現状など，新しい視点での企画で面白かったです．

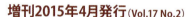

増刊2015年4月発行（Vol.17 No.2）

**新・日常診療での
薬の選び方・使い方**

日頃の疑問をズバッと解決！

本村和久，徳田安春，
岸本暢将，堀之内秀仁，
本田　仁／編

定価 4,500円＋税
ISBN 978-4-7581-1549-0

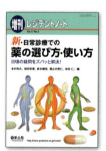

- 処方時のポイント・気をつけるべき内容が記載されており，とても参考になりました．診療の傍らにおいていつでも見たいと思います．

増刊2014年4月発行（Vol.16 No.2）

**疾患の全体像
「ゲシュタルト」をとらえる
感染症の診断術**

臨床像の核心とその周辺が
みえてくる！

西垂水和隆，成田　雅／編

定価 4,500円＋税
ISBN 978-4-7581-0565-1

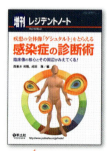

- 感染症は他の鑑別も並行しながら治療を進めることが多いので，それらの鑑別やピットフォールを取り上げてくださっていてとても使いやすいです．

特集とあわせてご利用ください！

詳細は www.yodosha.co.jp/rnote/index.html

最新情報もチェック　➡　**residentnote**　　**@Yodosha_RN**

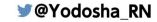

Book Information

トライアングルモデルで身につける
感染症診療の考え「型」
"患者背景からPitfall、今後のマネジメントまで"
デキる医師の思考プロセス完全版

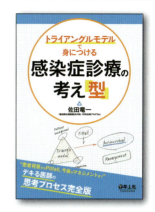

編集／佐田竜一
- □ 定価（本体 3,800円＋税）　□ B5判　□ 198頁　□ ISBN978-4-7581-1789-0

- 患者背景からPitfall, 治療後のマネジメントまでを見やすくまとめた「トライアングルモデル」で, 見逃しのない感染症診療ができる！
- 症例ベースで日頃よく出会う疾患を丸ごと解説.

「トライアングルモデル」を使えば感染症診療の基本が身につく！

目で見る感染症
見ためでここまで診断できる！感染症の画像アトラス

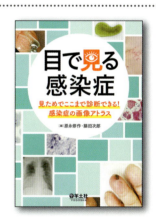

編集／原永修作, 藤田次郎
- □ 定価（本体 4,200円＋税）　□ B5判　□ 167頁　□ ISBN978-4-7581-1774-6

- 感染症に特有な画像を多数掲載！感染症を"見ため"で掴むコツを伝授！
- 炎症所見・検査所見などの見かたを解説し, さらに確定診断までのアプローチもわかる！ 感染症の診断力を磨きたいすべての方にオススメ！

感染症を"見ため"で正しく捉えれば, 診断に結びつく！

Gノート増刊 Vol.3 No.2
総合診療力をググッと上げる！
感染症診療
実はこんなことに困っていた！
現場の悩みから生まれた納得のコツ

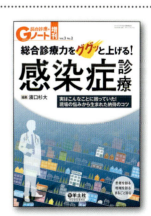

編集／濱口杉大
- □ 定価（本体 4,800円＋税）　□ B5判　□ 236頁　□ ISBN978-4-7581-2312-9

- 総合診療の現場で身につけておくべき知識とコツを伝授！
- 高齢者や慢性期入院患者などよくある悩ましいケースから, 結核やHIVなど特殊感染症に出会った時の対応を解説

感染症に強くなる！臨床に直結する解説で, 明日から使える！

発行 羊土社 YODOSHA　〒101-0052　東京都千代田区神田小川町2-5-1　TEL 03(5282)1211　FAX 03(5282)1212
E-mail：eigyo@yodosha.co.jp
URL：www.yodosha.co.jp/
ご注文は最寄りの書店, または小社営業部まで

患者を診る 地域を診る まるごと診る

総合診療のGノート
General Practice

- 隔月刊（偶数月1日発行） ■ B5判
- 定 価（本体 2,500円＋税）

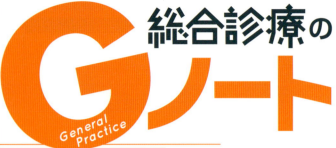

2018年2月号（Vol.5 No.1）

「薬を飲めない、飲まない」問題
処方して終わり、じゃありません！

編集／矢吹 拓

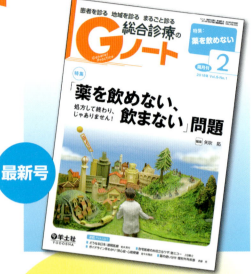

最新号

意外と多い「処方薬を飲んでいない」患者について、飲まない理由の考え方と対応のコツを具体的に解説！

総論
1. 飲めない・飲まないを考える ～薬が体に入るステップから～ …… 矢吹 拓
2. 服薬アドヒアランスとは？ …………………………………… 青島周一

各論
1. 高齢者の飲めない ……………………………………………… 小林正樹
2. がん患者の飲めない …………………………………………… 日下部明彦
3. 生活習慣病の薬が飲めない ………………………… 青木達也，橋本忠幸
4. 循環器疾患の薬が飲めない …………………………………… 芥子文香
5. 小児の飲めない ………………………………………………… 児玉和彦
6. 飲めないときの対処法：薬剤経路の変更 …………………… 木村丈司
7. 飲めないときの対処法：多職種連携 ………………………… 今永光彦

12月号（Vol.4 No.8）
プライマリ・ケア医だからできる 精神症状への関わりかた
よりよい考え方、話の聴き方、向き合い方

増田 史，高尾 碧，豊田喜弘，森川 暢／編

10月号（Vol.4 No.7）
困難事例を乗り越える！ —タフな臨床医になる方法
医学的アプローチだけでは解決できない…
あなたならどうする！？

長 哲太郎，石井大介，鈴木昇平／編

レジデントノートで基本を押さえた後は，
Gノートでステップアップ！
Gノートは定期購読がオススメです

「現場主義」をモットーに毎号お届けします！
- 基本からさらに一歩上の診断・治療ができるようになる
- 多職種連携、社会の動き、関連制度などを含めた幅広い内容がわかる
- 忙しい日常診療のなかでも、バランスよく知識をアップデートできる

発行 羊土社

連載も充実！
総合診療で必要なあらゆるテーマを取り上げています！

忙しい診療のなかで必要な知識を効率的にバランスよくアップデートできます！

聞きたい！ 知りたい！ 薬の使い分け
日常診療で悩むことの多い治療薬の使い分けについて，専門医や経験豊富な医師が解説します！患者さんへの説明のコツも伝授！

ガイドライン早わかり
（横林賢一，渡邉隆将，齋木啓子／編）

総合診療医が押さえておくべき各種ガイドラインのポイントをコンパクトにお届けします！

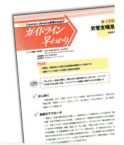

なるほど！使える！在宅医療のお役立ちワザ
在宅医療の現場で役立つツールや，その先生独自の工夫など，明日からの診療に取り入れたくなるお役立ちワザをご紹介！

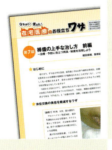

誌上EBM抄読会
診療に活かせる論文の読み方が身につきます！
（南郷栄秀，野口善令／編）

エビデンスを知っているだけでなく，現場での判断にどう活かしていくか，考え方のプロセスをご紹介します．実際のEBM抄読会を誌上体験！

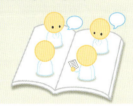

優れた臨床研究は，あなたの診療現場から生まれる
（福原俊一／監修　片岡裕貴，青木拓也／企画）

実践講座

研究をやりたいけれど「何から始めればよいかわからない」「上手くいかない」など，不安や悩みをもつ方へ！臨床現場でどう実践するか，実例をもとに解説！

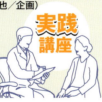

「伝える力」で変化を起こす！ヘルスコミュニケーション
（柴田綾子，市川 衛／著）

日々現場で起こる様々なコミュニケーションの問題…実は「伝え方」に少し気をつけるだけで解決する!? 臨床医×医療ジャーナリストが考えます！

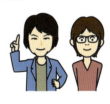

どうなる日本！？ こうなる医療！！
これからの医療をめぐる環境がどう変わっていくのか，医療提供システムはどのように変わっていくべきかなど，さまざまなテーマを取り上げます！

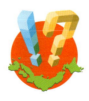

思い出のポートフォリオを紹介します
印象に残ったポートフォリオの実例を難しかった点・工夫した点などにフォーカスしてご紹介いただくコーナー．ポートフォリオ作成・指導のヒントに！

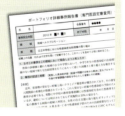

年間定期購読料　国内送料サービス

通常号（隔月刊6冊）	定価（本体15,000円＋税）	通常号（隔月刊6冊）＋増刊（増刊2冊）	定価（本体24,600円＋税）
通常号＋WEB版※	定価（本体18,000円＋税）	通常号＋WEB版※＋増刊	定価（本体27,600円＋税）

※WEB版は通常号のみのサービスとなります

詳細は www.yodosha.co.jp/gnote/
最新情報もチェック → gnoteyodosha　@Yodosha_GN

羊土社おすすめ書籍

医学生・研修医に絶大な人気を誇る実践型臨床実習の『闘魂外来』が，豪華執筆陣を迎えて書籍になりました！今回，新年度スタートの特別企画として本書の項目の1つである「終章 初期研修医，専攻医になるときの心構え」（徳田安春先生／著）をレジデントノートに転載します．この春に新しく初期研修医になる方はもちろん，2年目になる方も徳田先生の熱いメッセージをぜひ受け取ってください！！

闘魂外来
―医学生・研修医の君が主役！
病歴・フィジカルから情報検索まで
臨床実践力の鍛え方を伝授します

新刊

編集／徳田安春
（群星沖縄臨床研修センター長）

- 定価（本体 3,000円＋税）
- B5判
- 206頁
- ISBN978-4-7581-1825-5

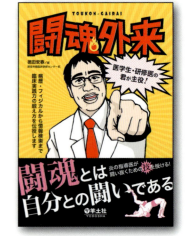

本書の目次

序章	闘魂外来前日の心構え	徳田安春
1	病歴のとり方	志水太郎
2	燃える！闘魂流フィジカル	平島　修
3	臨床推論と鑑別診断	森川　暢
4	エコー検査と画像検査の適応	北　和也
5	心肺蘇生	徳田隼人
6	多発外傷への対応	三宅　亮
7	検体検査の適応と解釈	和足孝之
8	感染症の診断と治療	忽那賢志
9	薬物療法	高田史門
10	ケースプレゼンテーション	水野　篤
11	患者・家族への説明とフォローアップ	岸田直樹
12	患者・医療従事者とのコミュニケーション	溝口博重
13	論文・医療情報の検索のしかたと読み方	片岡裕貴
14	学生時代・研修医時代の勉強のしかた	宮里悠佑，ドクターζ
15	初期研修病院の選び方とキャリアプラン	廣澤孝信
終章	初期研修医，専攻医になるときの心構え	徳田安春

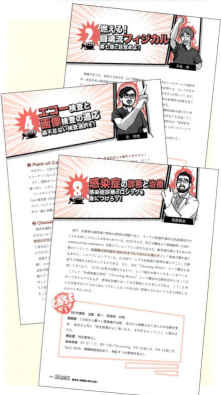

特別に「終章 初期研修医，専攻医になるときの心構え」を掲載！

特別掲載 初期研修医，専攻医になるときの心構え
ハイパフォーマーを目指せ！

徳田安春

　研修医のときの臨床的パフォーマンスの伸びは凄まじい．専攻医でもそうだ．いかなる分野でもトレーニングの初期のパフォーマンスの伸びは著しい．しかしながら，その伸びは通常プラトーに達する．逆に長い年月が経つとパフォーマンスが低下することもある．単なる"経験者"だ．

　なぜそうなるのか．それは自己実現システムとしての勉強法を自ら確立していないためだ．本書を買い求めた人は皆，年数とともに成長していくハイパフォーマーになりたいであろう．最後のこのチャプターでは，ハイパフォーマーになるための方法を伝授する．

　1つ目はOsler式勉強法だ．Osler先生は1919年に他界された臨床医学の父である（図1）．日野原重明先生が翻訳されたOsler先生の講演集『平静の心』には，Osler式勉強法が詳しく記載されている[1]．この講演集はもともと医学生に対する授業内容を本にしたものだ．この勉強法を若い頃から実行していた日野原重明先生は日本屈指のハイパフォーマンス臨床医となった．

図1　William Osler先生の教育回診

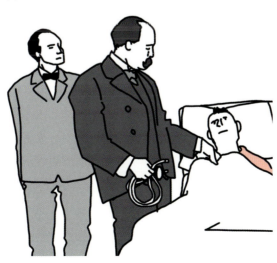

2つ目はプロフェッショナル・インテリジェンス．ここでのインテリジェンスは知能指数や知識の数量を表しているのではない．医の倫理と哲学である．医療はサイエンスだけでは成し得ない．アートとしてのインテリジェンスが必要なのだ．この最終稿ではこれらについてみてみよう．プロフェッショナル・インテリジェンスに関してはケーススタディーをベースにみていく．

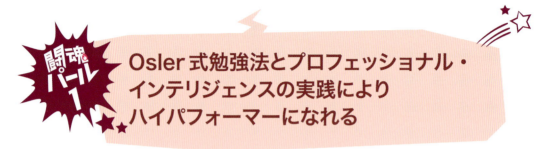

Osler式勉強法その一：超然の術

超然とは英語でデタッチメント（detouchment）．一般社会の誘惑から自分自身の身を超然させるということだ．一般社会に誘惑は多い．飲酒や薬物などへの依存，パチンコやスロットなどのギャンブル．病院の内外には若い異性の人々で溢れている．夜の繁華街に出て遊びたくなる気持ちも理解はできる．

しかしながらOsler式勉強法ではそのような誘惑からデタッチメントすべきとしているのだ．簡単なマニュアルや日本語の雑誌を読んで満足し夜の繁華街に繰り出すのではなく，夜中に部屋にこもって，医学書や論文を原書で読む．そういうことなのだ．

よく考えてみよう．あなたはプロフェッショナルを目指すのだ．マニュアルや簡単な日本語雑誌のみを読んでプロフェッショナルになれるのだろうか．そこに書かれていることは二次情報ないしは三次情報でありノイズが多い．シグナルノイズ比を上げることがプロフェッショナリズムにつながる．いつまでもマニュアルや簡単な雑誌だけを読んでいたらノイズのみを抱えたアタマで診療することになるのだ．

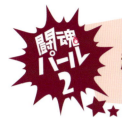

超然の術で世間の誘惑から逃れる

Osler式勉強法その二：徹底の術

　この術は非常に大切である．なぜならこの術を採用することによりヤブ化を防ぐことができるのだ．物事を把握するためにはその原理や機序までを理解して初めて生きた知識となる．原理や機序を理解せずに知識を増やそうとするとそれは暗記になる．単なる暗記は生きた知識ではない．

　医学部で最初に習う解剖，生理，生化学の教科書を机の上に並べておこう．自分自身が担当した患者さんの病気について臨床医学の本を調べた後は，それに関連する基礎医学の項目まで調べて理解することに努めるのだ．

　基礎医学の進歩も早い．プロフェッショナルであるならば，ネイチャーやサイエンスなどの一流科学雑誌に掲載されるような基礎医学領域の新しい発見や発明に対しても関心をもつことをおすすめする．

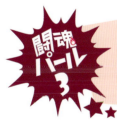

徹底の術でヤブ化を予防する

Osler式勉強法その三：謙遜の術

　デキレジは誰，そしてヤバレジは誰，などという会話が研修医の間でなされることがよくある．同期の中で少しでも優秀であると思われたい気持ちは理解できる．しかしながら初期研修医やシニアレジデントの段階でデキレジといわれても，将来ハイパフォーマーに

なるかどうかは不確実である．

　むしろ，ヤバレジと言われても，いろいろな知識をありとあらゆる職種の人々から積極的に吸収するくらいの，謙遜の術をもつことをおすすめする．「この人は何でも真剣に聞いてくれる」との評価があると，いろいろなことを教えてくれる人々が周りに集まるのだ．薬剤師，検査技師，看護師，理学療法士，などの人々から得られる知識は貴重だ．

　指導医はヤバレジとデキレジを区別はしない．それよりも医療チームのメンバーの人々からの話をよく聞いてくれるレジデントが好かれるのだ．指導医の言うことを聞かないデキレジは患者さんの言うことも聞かないことが多い．患者さんとのトラブルも多いデキレジもいる．知識や技術がいくらあっても患者さんと十分に良好な対話ができないのは真に優秀な医師とは言えない．若い間は謙遜の術をもって周りの人の話をよく聞くことに専念すべきだ．

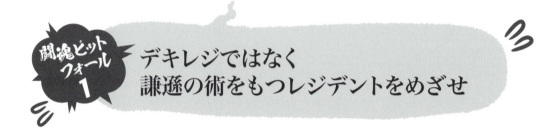

闘魂ピットフォール 1　デキレジではなく謙遜の術をもつレジデントをめざせ

プロフェッショナル・インテリジェンス

ここではケーススタディーに基づいて解説する．

CASE 1　あなたは，赤字経営で苦しむ病院に勤務している医師である．経営状態を良くしたいのことで，「外来や入院での検査のオーダーを増やしてほしい」との指示が院長と事務長からあった．さてあなたはどう対応すべきでしょうか．

➡ CASE ❶の解説

　患者さんの症状や所見に基づいて，ある検査の適応があればもちろんその検査を行うべきである．しかしながら，適応もない検査を過剰に行うのは患者さんの有害事象を増やすリスクを高める．また，検査コストもかかり，患者さんの自己負担を増やすだけでなく社会全体全体の医療費も増えてしまう．そもそもわれわれ医師は誰のために仕事しているの

だろうか．まず第一に患者さんと社会のためである．もちろんわれわれの給与は病院から支払われているのだが，医師にはプロフェッショナルとしての役割が社会から求められているのである．過剰な検査はときとして症状のない病変を見つけることがあり，これを精査するために侵襲的な検査を追加せざるを得なくなることがある．そのような侵襲的な検査を行うと一定の割合で偶発性を起こすのだ．ときには死亡することもさえもあるのだ．

病院の経営を患者ケアより優先させてはならない

CASE ❷

あなたは，救急外来である患者さんに薬の投与量を間違えて処方したことに気づく．アセトアミノフェンを1回あたり500 mg内服するところを1,000 mg内服と処方箋に記載してしまったのだ．幸い「1日3回までの内服」と記載していたので有害事象には至らなかった．しかしながらこの件について患者さんに正直に伝えるべきか悩んだ．

➡ CASE ❷の解説

患者─医師関係は信頼関係をベースに成立している．信頼関係の成立にはお互い正直であるということが条件となる．結果的に有害事象にならなかったとしても，診療内容にエラーがあったならば正直に患者さんに伝えるべきである．もしあなたが患者さんの立場であったならば，医師が正直でなかったら，どう感じるだろうか．医療安全の分野で確立している概念には，「患者さんに原則として常に正直に話すこと」がある．エラー事象が起こったときに，隠そう，隠そうとするとむしろ医療訴訟のリスクが高まるのだ．起こったことを正直にお伝えしてそのことに関して謝ることでほとんどの場合は問題なく済むのである．また，このような事象が起きたら，指導員に報告するだけでなく，インシデントレポートで病院内の正式な手続きを踏む必要がある．インシデントレポートの目的は再発予防である．吊るし上げや犯人探しなどではなく，今後同じようなことが起きないようにするためのメカニズムなのだ．

 エラー事象を隠してはならない

CASE 3
ある休日に25歳の女性外来患者から電話がかかった．外線である．その患者さんは尿路感染症で外来診療でフォローしている途中であった．病院の近くの喫茶店で会いたい，と言われたのでそこに出かけた．喫茶店で話をした後にその女性にドライブに誘われ女性の車に乗った．途中でラブホテルに誘われた．さてあなたはどうすべきか．

➡ **CASE 3の解説**

患者―医師関係は信頼関係がベースにあると前に述べた．ときに患者―医師が異性間の場合には，患者さんにとっての医師に対する信頼関係が愛情という感情に進展していくことがある．これを陽性の転移現象と心理学では記述される．信頼や尊敬も陽性の転移現象の1つであるがこれが愛情になることがある．これに対して医師も患者さんに愛情を抱くことがある．これは逆転移現象と呼ばれている．患者―医師関係が継続している状態ではそのような感情が出てくることがあるので恋愛関係になることがある．プロフェッショナル・インテリジェンスでは，患者―医師関係はプロフェッショナルとクライアントとの関係なのであり，恋愛関係に発展させてはならない．患者―医師関係を解消した後であれば許容される可能性はあるが，プロフェッショナルとクライアントの関係では避けるべきなのである．

 クライアントとの恋愛関係は禁忌

CASE ❹

あなたは，40代女性の患者さんを軽い火傷で短期間入院治療していた．その患者さんは生活保護受給者であった．退院後のあなたの外来にその患者さんが入院証明書を持参してきた．そしてその患者さんが「生活が苦しいので入院証明書の内容を重症の火傷であったように記載して，"仕事ができない"という証明をしてほしい」と頼んできた．さてあなたはどうすべきか．

➡ CASE ❹の解説

虚偽の記載は避けるべきである．入院証明書や診断書は公文書として取り扱われるので虚偽の記載を行うと処罰の対象ともなり得る．医師は自分が担当する患者さんの健康や意思をサポートする立場ではある．しかしながら同時に必要なのは社会正義というインテリジェンスである．もし，われわれ医師がこのような社会的に不誠実な行動を皆がとるようになったら一体どういう社会になるのであろうか．医師に対するプロフェッショナルとしての信頼感が崩れることになるであろう．医師はモラルオーソリティーの役割をももっている．社会正義とモラルを意識した行動も常に求められているのだ．

闘魂ピットフォール 5　社会正義に反してはならない

CASE ❺

あなたは病院の研修医である．あなたが外来を行っている最中に同期の医師から連絡があった．その医師は，「最近睡眠障害で悩んでいるので睡眠導入薬を1カ月分処方してほしい」ということであった．そして，「その内容に関してはカルテに記載しないように」と頼んできた．さてあなたはどうすべきか．

➡ CASE ❺の解説

診療した内容は診療録に記載しなければならない．また，診療せずに処方のみを出すことも禁じられている．同僚間の診療はなるべく避けた方がよい．このケースでは，指導医や他の病院の医師を受診するようにすすめるべきである．同僚や家族間の診療は通常の場

合，質の低い診療となる．診断の見逃しや診断の遅れ，不適切な治療などのリスクとなるのだ．そのため，自分の同僚医師だけでなく，できる限り自分の家族の診療も避けるべきである．もちろんこれは緊急事態は除いている．また離島診療所などで自分1人しか医師がいない場合も除かれる．

闘魂ピットフォール 6　無診療処方は避ける

　あなたは医学生で，麻酔科の臨床実習中のグループのメンバーである．ある指導医の質問に答えられなかった医学生に対してその指導医が厳しく叱責を続けている．エスカレートしてその指導医はついに目の前にある椅子を叩き壊した．

➡ CASE ❻の解説

　これは医師の問題行動の事例である．このような武闘派の指導医はかつてかなり多く存在した．動物行動学ではアルファ・ボスともよばれている．しかしながら現代のプロフェッショナルとしては，問題行動であり不適切行動である．このようなシーンで直接そのような指導医に対抗措置をとることは大変危険である．医学生には指導教官や学部長がついているのだ．医師の問題行動は医療チームのパフォーマンスを低下させ患者安全にも脅威となり，患者アウトカムを悪くする．このような行動を黙認するのではなく，指導教官や医学部長にきちんと申告することが大人の医学生のなすべき行動なのである．

闘魂ピットフォール 7　医師の問題行動を放置してはならない

おわりに

　この稿で述べた2つのシステムを採用することにより，あなたもハイパフォーマーへの一歩を踏み出すことが可能になるであろう．さて，闘魂外来や実践型臨床実習，または提唱研修を体験した皆さんは座学では得られない貴重な臨床体験をしたことと思う．黒川 清先生は，「教育は恩返しである」と述べられた[2]．良い教育を受けた人は，教育を施す立場になると自然と良い教育を実行するリーダーとなっていく．本書を読んだ皆さんが，闘魂外来での体験を受けて，次の世代に対しての教育リーダーとなっていけばわれわれ闘魂外来指導医グループにとって最大の喜びである．

引用文献

1）「平静の心～オスラー博士講演集」（William Osler/著，日野原重明，仁木久恵/訳），医学書院，2003
　→ 臨床医学の父と呼ばれているOsler先生の講演集の日本語版．講演のほとんどは医学生向け．この本の原書をみつけて日本の医師に広く紹介した故日野原重明先生の功績は大きい．
2）「規制の虜～グループシンクが日本を滅ぼす」（黒川 清/著），講談社，2016
　→ 組織社会におけるマインドセットによって誤った判断を行ってしまう状況を解説した本．独立した個人としての決断と行動をすすめている．

※ 本原稿は単行本「闘魂外来 ―医学生・研修医の君が主役！」より転載したものです．

研修医の皆さんへ「手指衛生なしに，患者に触れることなかれ」

山口征啓

● 手指衛生，大学で習いましたか？

皆さん，この本を手にする頃には新たな研修生活を控えて，不安もありながら，やる気に満ち溢れていることでしょう．特に病歴聴取や身体診察に本格的に取り組めるのは初期研修医になってからですし，これは初期研修の醍醐味の1つです．

しかし重要な注意点として**患者さんに触れる前には手をきれいにしないといけません**．最近は薬剤耐性菌が世界的に問題となっていますが，MRSA（methicillin-resistant *Staphylococcus aureus*：メチシリン耐性黄色ブドウ球菌）やESBL（extended-spectrum β-lactamase：基質拡張型βラクタマーゼ）産生菌などの薬剤耐性菌は，われわれ医療従事者の手を介して移ります．手をきれいにすることを専門的には手指衛生と呼びます．これは皆さんも聞いたことがあるかもしれません．しかし学生時代に手指衛生の方法を具体的に教えてもらいましたか？私の病院の初期研修医の先生方に聞いてみると，手術前の手洗いは習ったけれども，アルコールを使った手指衛生の方法は教えてもらわなかったという人の方が圧倒的に多いのです．今回は手指衛生のポイントを解説いたしますので，この機会にバッチリおさえてしまいましょう．

● 手指衛生，どうやってやればいい？

まず最初に，手をきれいにする方法には2つあります．流水と石鹸で洗う方法と，手指衛生用のアルコール製剤を使う方法です．この使い分けは簡単で，**目に見える汚れがないときはアルコール製剤を使います．目に見える汚れがあるときはまず流水と石鹸で洗い，その後アルコール製剤を使います**．例えば無菌操作の際に使う滅菌手袋を外すと手に白い粉が残ります．これは手袋をつけるときにすべりをよくする粉なのですが，目に見える汚れなので，流水と石鹸で落としてから，アルコール製剤を使用します．血液や体液がついたときも同様に流水と石鹸で洗ってからアルコール製剤を使います．

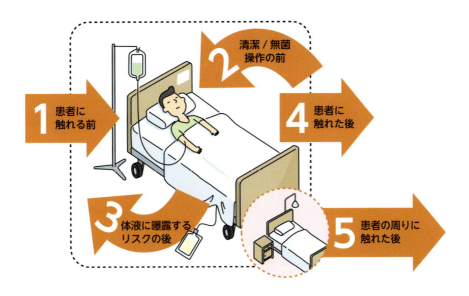

図 ● 手指衛生を行う「5つの瞬間」
文献2より引用.

● 手指衛生，いつやればいい？

　次に，どのタイミングで手指衛生を行えばよいのでしょうか？　昔は「一患者一手洗い」とか「一患者二手洗い」などと言われたのですが，2009年にWHOからガイドライン[1]が出され，これが現在のスタンダードになっています．このガイドラインでは手指衛生をしないといけない場面を「5つの瞬間」としてまとめています（図）．5つの瞬間とは，① **患者に触れる前**，② **清潔/無菌操作の前**，③ **体液暴露リスクの後**，④ **患者に触れた後**，⑤ **患者環境に触れた後**です．この図の[ ]の内側は患者ゾーンと呼ばれます．このゾーンは患者さんのもっている細菌で汚染されていると考えます．[ ]の外側は医療ゾーンと呼ばれますがここにも別の細菌が存在しています．**医療ゾーンから患者ゾーンに細菌を持ち込まないこと，患者ゾーンから医療ゾーンに細菌を持ち出さないことがまず重要です**．これは瞬間①と瞬間④になります．

🖉 瞬間①と瞬間④（患者さんに触れる前後）：基本中の基本！

　まずは瞬間①の例を考えてみましょう．個室のドアを開けて部屋に入り，患者さんの脈を触れたとします．このときに手指衛生をしていなければ，ドアノブについていた細菌を患者さんの手首に移してしまいます．その他の例としては，患者さんが動くのを手伝う，血圧を測る，聴診や触診などがあげられます．

　瞬間④はその逆です．患者さんの脈を測った後に，手指衛生をせずにドアから出ていく

と，患者さんの皮膚についていた細菌をドアノブに移してしまうことになります．この2つの瞬間は手指衛生の基本中の基本なので，これをまずはマスターしましょう．

瞬間②（清潔/無菌操作）：一番ハイリスク！

瞬間②は清潔/無菌操作の前です．清潔/無菌操作というのは点滴の側管から薬剤を投与したり，創傷処置を行うような場合です．患者ゾーンに入る前に手指衛生を行っていても，清潔操作を行う前に患者さんや患者さんの服に触ってしまうと手は再び汚染されてしまいます．そのまま処置を行うと静脈内に細菌を押し込んでしまったり，きれいな創に細菌を移してしまう恐れがあります．そのためもう一度手指衛生が必要になります．この瞬間②はもし感染症を起こしてしまうと敗血症になってしまうため，最もリスクの高い瞬間といえます．

瞬間③（体液暴露の後）：最も汚染度が高い

瞬間③は体液に暴露された後です．具体的には口腔内の処置，分泌物の吸引，皮膚や創のケア，皮下注射，尿・便・吐物などの処理といったものがあります．**正確には体液に暴露された可能性がある場合**です．体液は透明なことも多いので触っても見た目にはわからないこともあります．そこで前述のような処置を行ったあとには常に手指衛生を行う，というのが瞬間③です．

この瞬間③には2つの意味があります．1つは患者さんのもっている細菌を医療ゾーンに持ち出さないということ．これは瞬間④と同じですね．もう1つは**患者さんの保菌部位から清潔部位に細菌を移さない**ということです．例えば尿道バルーンカテーテルを触って尿に含まれる大腸菌が手についたとします．そのまま気管切開部や傷の処置をするとそこに大腸菌が移ってしまいます．最近ではESBL産生大腸菌という耐性菌が急速に広がっていて院内でも問題になっています．最初は尿に保菌して無症状だったものがいつのまにか気管切開部に定着して，肺炎を起こしてしまったというようなことがないように気をつけないといけないですね．

瞬間②と③をまとめると**患者ゾーンの中にいるときでも清潔/無菌操作の前と体液暴露の後は手指衛生を追加しなければいけない**ということです．

手袋を外した後は？

ところで尿道バルーンカテーテルを扱うときなどの体液暴露の可能性があるときは未滅菌手袋（まとめて箱に入っているものです）をつけますが，これで完全に細菌を防げているわけではありません．未滅菌手袋はJIS規格に基準が定められているのですが，小さなピンホールは許容されています（一方手術用の手袋では完全に漏れがないことが求められます）．ピンホールはとても小さいのですが，細菌はこのピンホールを100個単位で通過することができます．これだけあれば，感染力の強い細菌であれば発症してしまいます．し

がって手袋を外した後にもやはり手指衛生を行わないといけません．

瞬間⑤（患者環境に触れた後）：患者さんはいなくても耐性菌あり

最後に瞬間⑤ですが，これは患者さんの周りの環境にいる細菌のお話です．患者さんの周りのものはやはり患者さんがもっている細菌に汚染されています．例えば点滴のクレンメ，アラームの停止ボタン，リネン，ベッド柵，床頭台などです．**例え患者さんに触れなくても，点滴の速度を変えたり，アラームを停止したりすると，その手は細菌で汚染されます**．ですので，クレンメに触った後や，ボタンを押した後は，患者さんに触れなくても手指衛生を行う必要があります．リネン交換のときは，患者さんは部屋にはいませんが，やはり終わった後に手指衛生を行います．この瞬間⑤は最も忘れられがちな瞬間です．

現実的には瞬間①と④から

さて5つの瞬間を一通りご紹介しましたが，いかがでしたか？ 一気に5つも説明されてきっとお腹いっぱいになってしまったのではないかと思います．5つの瞬間に沿った手指衛生はとても実践的ですが，いきなり5つすべてに取り組むとどれも中途半端になってしまう恐れがあります．そこで私のおすすめはまず瞬間①と瞬間④に取り組むことです．患者さんの部屋に入るとき，あるいはカーテンの中に入るときに手指衛生を行います．これが「瞬間①」です．そして診察を終えて部屋を出るとき，あるいはカーテンの外に出たときに手指衛生を行います．これが「瞬間④」です．これができるだけでゾーンへの持ち込みやゾーンからの持ち出しを防ぐことができます．どちらかというと瞬間①が忘れられることが大きいので，特に気をつけましょう！

皆さんの先輩医師も実はまだまだ手指衛生が徹底できていません．院内での教育も行われていますが，手指衛生をしていなかった時期が長いとなかなか習慣を変えるのは難しいものなのです．しかし皆さん方は違います．医師としてのキャリアの最初で習慣づけてしまえば，何も考えなくても自然に手指衛生を行うことができるようになります．はじめが肝心なので，しっかりマスターしてしまいましょう．

そしてもう1つ皆さんにお願いしたいことがあります．それは**ほかの医師にも手指衛生を広げてほしいのです**．具体的にどうすればよいかというと，チームで回診する際に，真っ先に手指衛生を行ってから部屋に入りましょう．最初に部屋に入った医師が手指衛生をすると後に続く医師もつられて手指衛生をするようになるのです．部屋を出るときも同様で，最初に部屋を出て，手指衛生をしましょう．これだけでチーム全体に手指衛生を広げることができます．

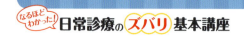

表 ● WHOガイドラインからのメッセージ

・今こそあなたの施設で手指衛生を改善できます！
・患者とあなた自身を護るのはあなたの義務です！
・あなたは、変革することができます！
・全ての人にとって簡単な感染管理…生命を救う単純な方法です！

文献3より引用．

● おわりに

　手指衛生は確実に行えば患者さんを守ることのできる素晴らしいツールです．そしてもう1つ素晴らしいのはあなた1人で始められて，みんなに広げられるということです．WHOのガイドラインでもこの点が強調されています（表）．研修医であっても情熱次第で病院全体を変えることができます．

　さあ，今日から手指衛生をはじめましょう！患者さんのために！！

引用文献

1）World Health Organization：WHO Guidelines on Hand Hygiene in Health Care. 2009
　http://www.who.int/gpsc/5may/tools/9789241597906/en/

2）Sax H, et al：'My five moments for hand hygiene': a user-centred design approach to understand, train, monitor and report hand hygiene. J Hosp Infect, 67：9-21, 2007

3）World Health Organization：Clean Care is Safer Care. Slides for Education Sessions for Trainers, Observers and Health-care Workers. 2009
　http://www.who.int/entity/gpsc/5may/slides_for_education_session_low_res.ppt?ua=1

Profile

山口征啓 (Yukihiro Yamaguchi)

健和会大手町病院 総合診療科，感染症内科
最近電子聴診器を買いました．新しい道具があるとやる気が出るのを実感しています．

Book Information

レジデントノート 別冊
ズバリ！日常診療の基本講座

編集／奈良信雄　B5判　オールカラー

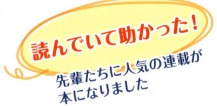
読んでいて助かった！
先輩たちに人気の連載が本になりました

院内業務のプロを目指せ！
"基本のき"はここから！

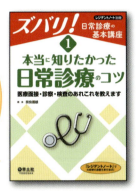

① 本当に知りたかった日常診療のコツ
医療面接・診察・検査のあれこれを教えます

☐ 定価（本体 3,000円＋税）　☐ 183頁
☐ ISBN978-4-7581-1600-8

目次例
- 一歩進んだ触診のコツ
- もう悩まない 血液ガス分析
- 退院サマリーの書き方
- めざせ！簡潔明瞭な診療録　…etc

コンサルトやベッドサイド対応が楽しくなる！

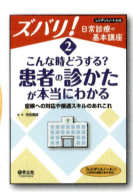

② こんな時どうする？ 患者の診かたが本当にわかる
症候への対応や接遇スキルのあれこれ

☐ 定価（本体 3,200円＋税）　☐ 223頁
☐ ISBN978-4-7581-1601-5

目次例
- 妊娠中の女性がcommon diseaseで受診してきたら
- もっと上手くなれるプレゼンテーションのしかた　…etc

先輩たちが唸った！珠玉の手技のコツ！

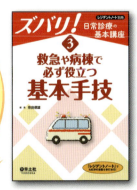

③ 救急や病棟で必ず役立つ基本手技

☐ 定価（本体 3,200円＋税）　☐ 222頁
☐ ISBN978-4-7581-1602-2

目次例
- 安近短のECOな中心静脈穿刺
- 気道確保・気管挿管がうまくいかないときの対処　…etc

発行　羊土社 YODOSHA
〒101-0052　東京都千代田区神田小川町2-5-1　TEL 03(5282)1211　FAX 03(5282)1212
E-mail：eigyo@yodosha.co.jp
URL：www.yodosha.co.jp/

ご注文は最寄りの書店、または小社営業部まで

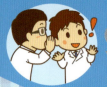

検査のTips!

臨床検査専門医がコッソリ教える…

シリーズ編集／五十嵐 岳（聖マリアンナ医科大学 臨床検査医学講座）

第13回 はじめての腹部エコー！ さて，何から始めたらよいの？

五十嵐 岳

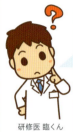

先生！総胆管結石がある患者さんの担当医になったので，自分でエコーをあててみようかと思ったのですが…どこから始めたらよいのかよくわからなくて．教えていただけませんか？

研修医 臨くん

臨くん，それはよい心がけだね．エコーは侵襲性がないので，患者さんにとって優しい検査の1つ．どんどん練習して，自分で診断できるようになろうね！

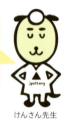

けんさん先生

 解 説

● まずはエコーの超基本から

　腹部に関しては，扇状のコンベックス型プローブで検査を行うんだ．エコーゼリーをプローブにつけて，プローブの右端を触ってみよう．その際，画面右端に動きがみられるようならば，左右が正しい画像になるよ（図1○）．

● 患者さんの呼吸コントロールを！

　通常，肝臓は肋骨に覆われた位置にあるので，普通にエコーをあてるだけでは描出しにくいんだ．そこで**患者さんに大きく息を吸ってもらう → 横隔膜が平坦になる → 肝臓の一部分が肋骨から出てくる → その部分から超音波を伝えることで肝臓を覗く**ことが可能になるんだ（図2）．はじめのうちは患者さんに声かけするのは恥ずかしいかもしれないけれど，呼吸コントロールは非常に有用な方法なので，頑張って挑戦してみてね！

● 患者さんにあててみよう！

　最初は**剣状突起下にプローブをあてる**ことから始めるのがオススメ．具体的には剣状突起下，体と垂直になるようにプローブをあて前述した呼吸コントロールを行うと，図3Aの画像が得られる．そこから反時計回り＆頭側にプ

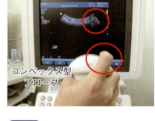

図1 画面左右の確認方法

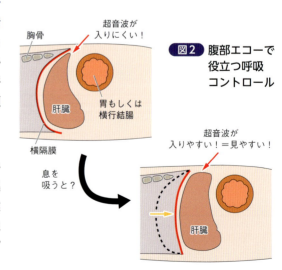

図2 腹部エコーで役立つ呼吸コントロール

ローブを倒すと図3B，足側にプローブを倒すと図3Cの画像が描出できるよ．

図3A〜Cは15秒程度でスキャンできるのだけれど，得られる情報は結構多いんだ．

例えば，図3Aで門脈に隣接して拡張した肝内胆管が認められれば，閉塞性黄疸を疑う所見（"parallel channel sign"といいます）．また，図3Bで認められる"胆管，肝動脈，門脈の組み合わせ"はミッキーマウスのように見えることからmickey mouse signと呼ばれているんだ（○部分だけれど，わかるかな？）．ただ，もしミッキーの右耳（＝胆管）が腫れ上がっていたら，下部胆管に結石が隠れているのかもしれないから注意してね．

そして，図3Cで描出される肝静脈が拡張していた場合にはうっ血肝が疑われる．これにもサイン名があって，静脈拡張時の形態がうさぎのように見えることからplayboy bunny signと呼ばれているんだ．呼吸性変動がなければ右心不全かもよ！？

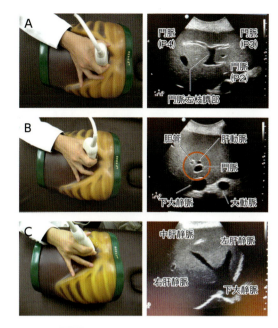

図3 剣状突起周囲におけるエコーのあて方と確認できる構造物

どうかな？"15秒で得られる情報"としては，なかなかの情報量じゃない？このように自分でエコーを使えると診断に有用なので，みんなも怖がらずにプローブを握ってみてね！

エコーは患者さんに優しい検査の1つ．簡便に検査することができる＆得られる情報も多いので，ぜひ挑戦してみてね！！

参考文献
1) 「腹部超音波テキスト 上・下腹部 改訂第三版」（辻本文雄／編著，松原 馨，井田正博／著），ベクトル・コア，2002
2) 「Sobotta Atlas of Human Anatomy：Thorax, Abdomen, Pelvis, Lower Limb, Vol.2, 12th ed.」（Putz R, et al, eds.），Williams & Wilkins, 1996

※日本臨床検査専門医会では，教育セミナーを毎年開催しております．このセミナーの目的は，臨床検査専門医に必要な知識・技術をこれから習得していこうとする方へのガイドを提供するものです．今年は5月20日（日）に開催，3月下旬より申し込みになる予定ですので，ご興味のある方は右のQRコードから，もしくは日本臨床検査専門医会HPをチェックしてみてください！

※連載へのご意見，ご感想がございましたら，ぜひお寄せください！また，「普段検査でこんなことに困っている」「このコーナーでこんなことが読みたい」などのご要望も，お聞かせいただけましたら幸いです．rnote@yodosha.co.jp

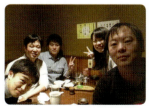

今月のけんさん先生は…
聖マリアンナ医科大学の五十嵐 岳でした！感染症を含む微生物学，血液学＆輸血学，尿検査などの一般検査，超音波を用いた画像診断，心電図，呼吸機能等の生理検査と，臨床検査医学で学べることは非常に多彩．"検査の力"は，あなたの"診断力"に必ず貢献しますよ！写真は，東京大学5年生を当大学5年生が迎えて行った超音波勉強会後の食事会．勉強と交流を両立させながら，楽しくやっています！（笑）

日本臨床検査医学会 広報委員会
レジデントノート制作班：五十嵐 岳，小倉加奈子，木村 聡，田部陽子，千葉泰彦，増田亜希子

臨床検査専門医を目指す方へ
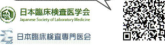

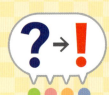

3月号のテーマ
ステロイドマスターへの道！
〜ステロイドの使い方　きほんのき

5月号のテーマ
睡眠薬の使い方

監修／香坂 俊（慶應義塾大学医学部循環器内科）

第25回　**フロセミドは腎臓に悪い？
急性心不全の腎うっ血とは**

勝木俊臣

本コーナーは初期研修医が日常臨床のなかで感じた**素朴な疑問**について，そのエッセンスを読みやすく解説するシリーズです．さて，今回はどんな質問が登場するでしょうか．

 今回の質問

フロセミド（ラシックス®）は実は投与しすぎると腎臓に悪いと聞きましたが，腎機能がもともと悪い患者さんが急性心不全をきたしたときフロセミドを使ってもよいものでしょうか？

 お答えします

もともとの腎機能が悪い患者さんが急性心不全をきたした場合，**腎うっ血**という病態に陥っている場合があり，フロセミドの投与が（7割くらいの確率で）有効と考えられます．**全体の病態を把握したうえで**フロセミドを使いましょう．

利尿薬が腎機能を悪くする？

〜とある大学病院の救急外来にて〜

研修医：先生，ちょっと治療方針を決めかねている患者さんがいるのですが相談してもよいですか？

指導医：もちろんさ．簡単に患者さんのことを説明してもらえるかな？

研修医：はい．患者さんは76歳の男性で，急性心不全でつい先ほど入院になりました．もともと心筋梗塞の既往があって心機能低下があり（EFは50％程度），今回は市中肺炎を契機に心不全となったと考えています．ほかに糖尿病と慢性腎臓病（chronic kidney disease：CKD）があります．

指導医：なるほど．心不全の病態や併存疾患についてよく把握できているようだね．治療方針で困っているのはどんな点なのかな？

研修医：はい．実はこの方は先ほど述べたようにCKDをおもちなのですが，もともとの血清クレアチニン（Cr）が2.1 mg/dLであったところ，朝の採血で4.5 mg/dLにまで上昇してしまっていて，急性腎障害（acute kidney injury：AKI）の状態だと考えられました．**心不全の治療としてフロセミドを打ちすぎると腎前性の脱水になり，現在の低灌流状態が余計に悪くなって**

みんなで解決！病棟のギモン

```
           うっ血所見
         −          ＋
      A          B
   dry-warm   wet-warm
   (N＝123)   (N＝222)
−

低灌流所見

＋    L          C
   dry-cold   wet-cold
   (N＝16)    (N＝91)
```

うっ血所見：起坐呼吸，頸静脈怒張，浮腫，腹水，肝頸静脈逆流
低灌流所見：脈圧比低下（脈圧／収縮期血圧）＜0.25，交互脈，有症候性低血圧，四肢冷感，傾眠

図1 ● Nohria-Stevenson分類
文献1より引用．

腎不全が進行してしまわないか心配なのですが…．

指導医：ははあ．ちょっと昔は心不全に伴うCKDのほとんどが低灌流によるものだといわれていた時代もあったんだけど，実は今はそうでもないんじゃないかといわれているんだ．ちょっとメモ帳を貸してごらん（カキカキ）．このNohria-Stevenson分類（図1）は最近心不全の病態把握によく使われるけど，ここでは**低灌流"cold"の患者さんの割合は107/452×100で25%くらいなんだよ**．

研修医：それでも25%なら結構多くないですか？

指導医：そうだね．ただ"cold"は多数派ではないというところが大事だと思う．この分類が集計された病院は重症患者さんを特に扱う病院だったから，僕たちの病院に来る"cold"の患者さんはもっと少ないかもしれない．では，実際に訴えや身体所見から考えると，この患者さんはどの分類にあたるかな？

研修医：血圧が170/110 mmHgで意識障害や末梢冷感もなく，肺うっ血や下腿浮腫が高度で下大静脈（inferior vena cava：IVC）も緊満なのでwet-warmではないかと思います．

指導医：その通り．そのうえできちんと腎後性や腎前性腎不全，さらに急性尿細管壊死（acute tubular necrosis：ATN）などの**治療方針の異なる病態を除外できていれば**，基本的には利尿薬を使うことのできるwet-warmのうっ血性心不全というように推測できる．

腎うっ血の概念を知り不安を解決しよう！

研修医：でもここまでのお話ではあくまで心不全の病態として利尿薬を使うことができそう，というだけであって，僕が心配している腎機能への悪影響についてはまだ安心できませんよ？

指導医：そうだね，昔のお医者さんたちも先生と同じように急性心不全と利尿薬，腎機能低下の関係性を心配していくつかの研究を行ったんだ．こうした研究から現代の急性心不全治療には「**腎うっ血**」という概念がうまれてきて，腎機能が低下していてもむしろ利尿薬を使うことが望ましい場合があると考えられるようになってきたんだよ．

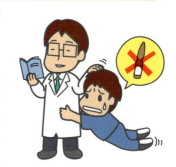

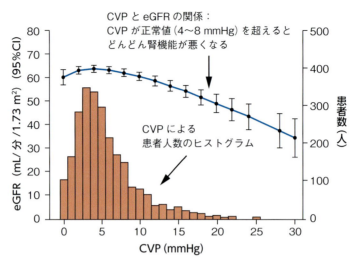

図2 ● 中心静脈圧（CVP）と腎機能（eGFR）の関係
文献2より引用．

　まず，そもそも「心不全」における腎機能低下の病態を明らかにするため，うっ血の指標である中心静脈圧（CVP）と腎機能〔推算糸球体濾過量（eGFR）〕，死亡率の関係を調べた研究[2]を紹介しよう（図2）．

　これは右心カテーテル検査を行った慢性心不全患者さんのデータから得られたグラフだ．ヒストグラムはCVPの値とそれに対応する患者さんの数を表していて，だいたいCVP 3 mmHgをピークにかなり右に裾野が長い分布になっている．曲線のグラフがeGFRとCVPの関係を示したグラフで，CVPが上がるほど（≒右心系のうっ血が進むほど）eGFRが低下している．しかもそのような患者さんのグループほど死亡率が高いこともこの論文では示されているんだ．これを説明しようとすると，

- まず右心系のうっ血で**CVPが上昇**し，さらに**腎静脈圧と糸球体濾過圧が上昇**して腎機能を低下させている
- そしてさらに**内因性のレニン-アンジオテンシン-アルドステロン系が亢進**して死亡率を上昇させている

というように考えられる．

研修医：いや先生，この結果からうっ血の病態が腎臓を悪くしている大きな要因だというのはなんとなくわかりますけど，後向き観察研究の結果なので利尿薬での治療が腎臓をよくしたり，腎臓がこれ以上悪くならないという保証にはなりませんよ？

指導医：なかなか鋭いね．後向き観察研究では因果関係はわからないからね．では同じような観察研究だが時間経過の要素を含んでいて，入院後経過で急性心不全患者の腎機能が悪くなるリスク因子は何だったかを調べた前向き観察研究[3]を示そう（図3）．

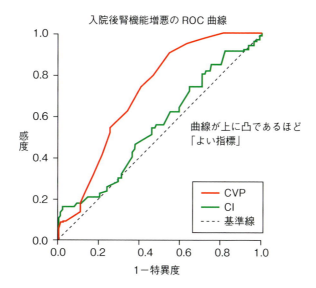

図3 ● 中心静脈圧（CVP）と心係数（CI）の入院後腎機能増悪に対するROC曲線
文献3より引用．

　これはROC曲線といって，検査指標などがどれくらいうまく本物の病気の人と健康な人を選り分けることができるかを示すのに使われるグラフだよ．基本的には斜め45°の点線よりも上にカーブを描いているほど「いい指標」だと思ってもらっていい．この研究ではCVPも心係数（CI）も入院時に測っているんだけど，グラフを見ると**CVPの方がCIよりも入院後の腎機能増悪をうまく予測する「いい指標」**だとわかる．このことから入院後の治療で腎機能が悪くなるのは心機能（≒CI）が原因というよりうっ血（≒CVP高値）が関与しているということがより強く推測されるんだ．この研究ではさらに，CIにかかわらず，退院時により低いCVPを達成できた患者さんがよりよいeGFRで退院できたことも示している．腎うっ血の改善が良好な退院時腎機能と相関した，ということだね．

　急性心不全の静脈うっ血，静脈圧上昇に伴う腎機能増悪の裏には「腎うっ血」という病態が隠れていそうだとわかったかな？

　これまでのことをまとめると，

- 慢性的な腎うっ血は腎機能を悪くし慢性心不全患者の死亡につながるかもしれない
- 急性心不全患者の入院時腎うっ血が悪いほど入院中の腎機能増悪が起こるリスクが高く，CI（≒心機能）よりも病態にかかわっている
- 急性心不全患者の入院治療経過で腎うっ血を解除するほど退院時腎機能がよくなるかもしれない

となる．

研修医：むむむ．そこまで言われるとフロセミドを使ってもいいかなという気がしますが．

指導医：確かに利尿薬が急性心不全の生命予後や腎予後を改善したという質の高いランダム化比較試験がないので断言はできないかもね．

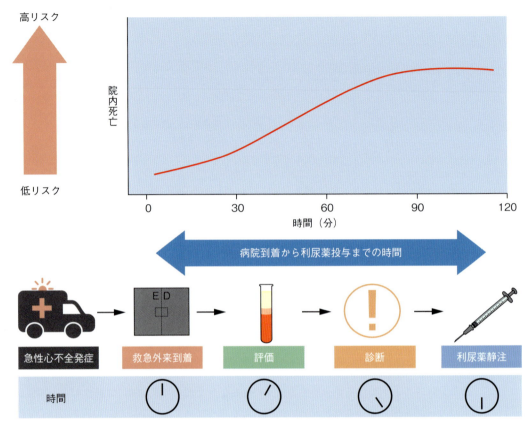

図4 ● 急性心不全患者へのフロセミド投与までの時間と院内死亡率
文献4より引用.

　それでは最後にもう1つ，参考になる試験[4]を教えよう（図4）．これも前向き多施設レジストリから得られた観察研究のデータだよ．グラフの通り，**フロセミドを打つまでの時間が長引くほど院内死亡率が上がってしまう**という驚きのデータなんだ．これも断定はできないけど，早期に腎うっ血を含めた臓器うっ血を解除してあげることが予後改善につながると推測されるね．

研修医：なるほど．腎機能の低下は低灌流というより腎うっ血という病態と考えられてきていること，腎うっ血は腎予後や生命予後に関連すること，フロセミドによる早期治療で生命予後が改善する可能性があるということが理解できました．あれ？ それなら早くフロセミドを投与しないといけないんじゃないですか？

指導医：ふふふ，実はついさっき救急科の先生と相談してフロセミドを投与ずみだよ．

研修医：ひどいなあ．心配損じゃないですか．

指導医：いやいや，先生のように治療行為が本当に患者さんのためになるのか？ を考えながら治療することはとても大切だよ．**病態生理の考え方とクリニカルエビデンスの両方を踏まえて，目の前の患者さんに適応できるか**をよく考えて治療してね．今の話は腎臓の専門誌にもまとまった記事[5]が出ていたから興味があるなら見てみるといいよ．それにこの連載でも過去に，慢性期の大量のフロセミド投与は死亡率上昇との関連性が懸念されることをとり上げてい

る〔連載第17回「利尿薬は心不全患者の予後を悪くするって本当？」（2017年8月号）参照〕．
さあ，これから病棟に戻って，患者さんの反応尿などをみながら利尿薬の用量を決めていこう．

研修医：はい，わかりました．

引用文献

1) Nohria A, et al：Clinical assessment identifies hemodynamic profiles that predict outcomes in patients admitted with heart failure. J Am Coll Cardiol, 41：1797-1804, 2003
2) Damman K, et al：Increased central venous pressure is associated with impaired renal function and mortality in a broad spectrum of patients with cardiovascular disease. J Am Coll Cardiol, 53：582-588, 2009
3) Mullens W, et al：Importance of venous congestion for worsening of renal function in advanced decompensated heart failure. J Am Coll Cardiol, 53：589-596, 2009
4) Matsue Y, et al：Time-to-Furosemide Treatment and Mortality in Patients Hospitalized With Acute Heart Failure. J Am Coll Cardiol, 69：3042-3051, 2017
5) Afsar B, et al：Focus on renal congestion in heart failure. Clin Kidney J, 9：39-47, 2016

勝木俊臣（Toshiomi Katsuki）

慶應義塾大学病院 循環器内科 助教
データサイエンティストになることを夢見るしがない循環器内科医師．RとPython言語がお気に入り．いつか医療政策に寄与できる研究をしてみたい，そんなお年頃．

Book Information

本当にわかる
精神科の薬はじめの一歩 改訂版
具体的な処方例で経過に応じた
薬物療法の考え方が身につく！

近刊
3月中旬発行予定

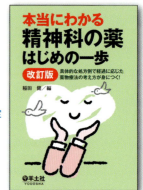

編集／稲田　健
□ 定価（本体 3,300円＋税）　□ A5判　□ 285頁　□ ISBN978-4-7581-1827-9

- プライマリケアで役立つ向精神薬の使い方を，キホンに絞ってやさしく解説！
- 具体的な処方例で，薬の使い分け，効果や副作用に応じた用量調整，やめ時，減らし方，処方変更など処方のコツやポイントがわかる

好評書の改訂版！新薬追加，適応拡大を反映しアップデート

薬局ですぐに役立つ
薬の比較と使い分け100

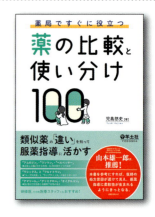

著／児島悠史
□ 定価（本体 3,800円＋税）　□ B5判　□ 423頁　□ ISBN978-4-7581-0939-0

- 類似薬の違いについて，約730点の参考文献を明記して解説！
- 個々の薬の特徴やよく似た薬の違いがわかる！
- 患者に応じた薬の使い分けがわかり，服薬指導にも自信がつく！

薬剤師のほか，研修医，その他医療スタッフにもおすすめ！

キャラ勉！抗菌薬データ

著／黒山政一，小原美江，村木優一
□ 定価（本体 2,400円＋税）　□ A5 変形判　□ 205頁　□ ISBN978-4-7581-1816-3

- 52の抗菌薬をすべてキャラクター化！系統ごとに住む世界・職業をキャラ設定しているため，抗菌薬の特徴や使い方を直感的に記憶できます．
- 抗菌薬に苦手意識をもつすべての医療従事者におすすめです！

抗菌薬と微生物をキャラクター化！楽しく覚えられる入門書！

発行　羊土社 YODOSHA
〒101-0052　東京都千代田区神田小川町2-5-1　TEL 03(5282)1211　FAX 03(5282)1212
E-mail：eigyo@yodosha.co.jp
URL：www.yodosha.co.jp/

ご注文は最寄りの書店，または小社営業部まで

シリーズ
よく使う日常治療薬の正しい使い方

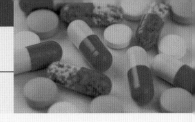

心肺蘇生に用いる薬の使い方

添田　博（東京医科大学病院 薬剤部），織田　順（東京医科大学病院 救命救急センター）

◆薬の使い方のポイント・注意点◆
- 心肺蘇生時に使用される薬剤はアドレナリンとアミオダロンが基本となる
- アミオダロンが使用できない状況ならリドカインを使用する
- 心室細動・無脈性心室頻拍ならすみやかな除細動の後に薬剤投与，心静止・無脈性電気活動ならすみやかにアドレナリン投与を行う
- 緊急時に使用するため，投与量や投与方法，投与間隔などを事前に把握しておくことが重要である

1．はじめに

　心肺停止患者は救急外来のみならず，院内（その他の外来や検査中，入院中の患者を含む）で発生することもありますから，いつでもどこでも心肺蘇生（cardiopulmonary resuscitation：CPR）が施行される可能性があります．今時BLS（basic life support：一次救命処置）ができない方はいないと思いますが，薬剤使用を含めたALS（advanced life support：二次救命処置）については，上級医がすばやく薬剤投与の指示をしているのに，自身は何をしてよいのかわからずに立ち尽くしてしまう，といったことがあるかもしれません．

　しかしながら，心肺蘇生に用いる薬剤に関しては，米国心臓協会（American Heart Association：AHA）の心肺蘇生ガイドライン2015[1]で，心停止の波形タイプによって使用する薬剤の「種類」「量」「投与間隔」がアルゴリズムで非常にシンプルに決まっているのです（アルゴリズムは上記のガイドライン[1]や書籍[2]でご確認ください）．皆さんもこのアルゴリズムを頭に入れてしまえば，心肺蘇生という非常に緊急性が高い診療にも自身をもって臨むことができるでしょう．本稿では，心肺蘇生のアルゴリズムと使用する薬剤について概説していきたいと思います．

2．心肺蘇生アルゴリズムの実際

　医療機関の外や一般病棟など蘇生用の資機材が傍らにない状況であれば，「何か様子がおかしい人がいるな」と感じたら，周囲の安全を確認したうえで，「大丈夫ですか？」などの呼びかけと肩たたきに対する反応を確認しますよね．反応がなければ人（119番要請を含む）とモノ（AEDや救急カート）を集めて，呼吸が停止していたら胸骨圧迫を開始し…となりますね．

　心肺停止患者として救急搬送されてくるということであれば，治療は，まず脈を触れつつモニターを装着して，リズムチェックを行います．ここで得られた波形診断に基づいて除細動の適応可否について判断します．具体的には，心静止または無脈性電気活動（pulseless electrical activity：PEA）は除細動の適応にはならず，心室細動（ventricular fibrillation：VF）または無脈性心室頻拍（pulseless ventricular tachycardia：pVT）の場合に除細動を施行することになります．薬剤の投与に関しても，この心停止の波形の分類により異なります．なので，心停止を波形ごとに2つに大別しておくと治療の選択に迷うことはありません．

1）VF/pVTの場合

　除細動の適応がある波形であるため，除細動が優先されます．除細動を行っても心拍再開が得られない場合に，まずはアドレナリンの静脈投与が行われます．アドレナリン投与後にCPRを継続してもVF/pVTが持続している場合には，アミオダロンの静脈

投与も考慮されます．アミオダロンが投与できないときには，代替薬としてリドカインの静脈投与を行う場合があります．

2）心静止/PEAの場合

除細動の適応がない心停止であるため，可能な限りすみやかなアドレナリンの静脈投与を行います．心拍再開がなければ，CPRを継続しながらアドレナリンの静脈投与を3〜5分ごとにくり返します．

3．心肺蘇生に使用する薬剤の特徴

1）アドレナリン（ボスミン®注1 mg，アドレナリン注0.1％シリンジ）

心肺蘇生で最も使用される薬剤であり，心肺停止の場合はすみやかな静脈投与が有益であるとされています．

① 薬理作用

アドレナリンは交感神経のα受容体（α_1, α_2）とβ受容体（β_1, β_2）を同程度に強力に刺激します．α_1受容体の刺激作用は血管平滑筋を収縮させる作用であり，β_1受容体の刺激作用は心筋収縮力の増強や心拍数を増加させる作用があります．

心肺蘇生時におけるアドレナリンの投与では，主にα_1作用による昇圧作用が有利に働いていると考えられています．

② 相互作用

ほかのカテコラミン製剤（ノルアドレナリン，イソプレナリン，ドパミン等）との併用は，交感神経刺激作用が増強するため併用禁忌とされていますが，蘇生などの緊急時においては，例外的に併用することができます．

抗精神病薬やα遮断薬との併用も禁忌とされています．これは，抗精神病薬やα遮断薬がもつα_1受容体遮断作用により，アドレナリンのα作用が拮抗されるために，相対的にβ受容体（特にβ_2受容体）への作用が優位となり，血圧降下作用が生じる可能性があるからです（アドレナリン反転）．なお，近年使用されている非定型抗精神病薬は，定型抗精神病薬と比べてα遮断作用は弱く，アドレナリン反転を起こしにくいと考えられています．

昇圧効果のあるほかの薬剤としてはフェニレフリン，ノルアドレナリン，バソプレシン，グルカゴンなどがありますが，蘇生治療においては，いずれもアドレナリンほどの効果はなく代替薬剤にはなりえない状況です．

③ 心肺蘇生時の投与量・投与方法

> 成人：1回1 mg〔1アンプルまたは1シリンジ（1 mg）〕を3〜5分ごとに静脈注射します．
> 小児：1回0.01 mg/kgを3〜5分ごとに静脈注射します．

静脈ラインの確保が困難な場合は，骨髄針を用いて骨髄内投与を行うことができます．骨髄内投与の場合も静脈投与と同量を投与します．

④ 投与時の注意点や副作用

炭酸水素ナトリウム注（メイロン®等）と混合（同一ルートでの投与も含む）するとアドレナリンの含量低下を招くため，混合を避けましょう．投与時に血管外漏出があると，心拍再開後に漏出部位の虚血性壊死が問題となることがあるので，投与の際には点滴漏れがないかどうか注意しましょう．

2）アミオダロン（アンカロン®注150）

除細動やCPR，アドレナリンの投与を行ってもVF/pVTが持続する場合に投与されます．

① 薬理作用

アミオダロンは複数のK^+チャネル遮断作用，Na^+チャネル遮断作用，Ca^{2+}チャネル遮断作用といったマルチチャネル遮断作用のほかに，α受容体およびβ受容体の遮断作用といった多様な作用を併せもつ抗不整脈薬です．

K^+チャネル遮断作用による活動電位持続時間の延長と，それに伴う不応期の延長によって抗不整脈作用を発揮します．その他のチャネル遮断作用や受容体遮断作用によって強力な作用を発揮します．

アミオダロンは急性期と慢性期で作用が異なるのも特徴です．心肺蘇生時などの静注で用いる場合の

急性作用では，K⁺チャネル遮断作用のほかに，主にNa⁺チャネル，Ca²⁺チャネルといったチャネル遮断作用が強いですが，経口投与での慢性作用では，チャネル遮断作用は弱く，α受容体やβ受容体遮断作用が強くなります．また，K⁺チャネルに対する作用も異なり，急性作用ではK⁺チャネルのなかでもIKr（急速活性型遅延整流性K⁺チャネル）に作用し，慢性作用ではIKs（緩徐活性型遅延整流性K⁺チャネル）に作用します．IKrは特殊な多形性心室頻拍であるtorsades de pointesに関与することが指摘されているため，静注投与の場合は注意が必要です．

② 相互作用

併用禁忌薬に関しては下記の通り数多くありますが，心肺停止時においては，例外的に併用することができます．

HIVプロテアーゼ阻害薬との併用は，薬物代謝酵素のCYP3A4が競合的に阻害される結果，アミオダロンの血中濃度が大幅に上昇する可能性があるため，併用禁忌となっています．

また，エリスロマイシン注射薬，ペンタミジン，スパルフロキサシン，モキシフロキサシンなどのQT延長を起こすことがある薬剤や，クラスIa（プロカインアミドなど）およびⅢの抗不整脈薬（ソタロール，ニフェカラント），ベプリジルとの併用は，QT延長作用が増強されることにより，torsades de pointesのリスクが増加するために併用禁忌とされています．

③ 心肺蘇生時の投与量・投与方法

> 成人：1回300 mg〔2アンプル（6 mL）〕を5％ブドウ糖液20 mLに加えて総量26 mLとして静脈注射します．2回目以降の追加投与を行う場合には，1回150 mg〔1アンプル（3 mL）〕を5％ブドウ糖液10 mLに加えて総量13 mLとして静脈注射します．
> 小児：1回5 mg/kg（最大300 mg）を5％ブドウ糖液10〜20 mLに加えて静脈注射します．追加投与は同量を2回の総量15 mg/kgまで投与することができます．

静脈ラインの確保が困難な場合は，骨髄針を用いて骨髄内投与を行うことができます．骨髄内投与の場合も静脈投与と同量を投与します．

④ 投与時の注意点や副作用

注射で投与した場合には，心拍再開後にQT延長からのtorsades de pointesが問題となることがあるので，心電図をモニタリングしていく必要があります．また，重篤な肝機能障害が生じることもあるので，心拍再開後は定期的な肝酵素のモニタリングも必要となるでしょう．

3）リドカイン（静注用キシロカイン®2％，リドカイン静注用2％シリンジ）

リドカインはVF/pVTが持続する場合に使用できますが，効果としてはアミオダロンに劣るため，アミオダロンが用意できないまたは投与できない状況がある場合に投与が考慮される薬剤になります．

① 薬理作用

リドカインは電位依存性Na⁺チャネルに結合して細胞内へのNa⁺の透過を抑制し，活動電位の立ち上がり速度を減少させることにより，不応期を延長して抗不整脈作用を発揮します．

② 相互作用

心肺蘇生時に使用される薬剤との併用において，問題となるような相互作用はありません．

③ 心肺蘇生時の投与量・投与方法

> 成人：1回1〜1.5 mg/kgを緩徐に静脈注射します．効果が不十分な場合は0.5〜0.75 mg/kgを追加で投与することができます．総投与量としては3 mg/kgまではくり返し投与することもできます．
> 小児：1回1 mg/kgを緩徐に静脈注射します．維持投与を行う場合は20〜50 μg/kgで持続静脈注射を行います．

静脈ラインの確保が困難な場合は，骨髄針を用いて骨髄内投与を行うことができます．骨髄内投与の場合も静脈投与と同量を投与します．

④ 投与時の注意点や副作用

リドカインの注射製剤には，不整脈に使用する静

注用製剤と局所麻酔に使用する局所注射用製剤があるので，静注で使用する場合には，投与する製剤が2％の静注用であることを確認する必要があります．

4．心肺蘇生での薬剤使用のポイント

AHAの心肺蘇生アルゴリズムでのCPRのサイクルは2分ごとにリズムチェックや脈拍確認が行われています．一方で，アドレナリンの投与は3〜5分ごとになっています．このアドレナリンの投与を4分ごとにすると，CPRを2サイクルごとにアドレナリン投与が行われるかたちになるので，円滑なCPRが実施できるうえに時間計測も簡便になります．

5．おわりに

心肺蘇生に使用される主要な3つの薬剤について解説しました．それぞれの薬剤の「適応」と「投与方法」を熟知しておけば，緊急性の高い心肺蘇生の診療においても自信をもって臨めるのではないでしょうか．

文 献

1) Link MS, et al：Part 7：Adult Advanced Cardiovascular Life Support：2015 American Heart Association Guidelines Update for Cardiopulmonary Resuscitation and Emergency Cardiovascular Care. Circulation, 132：S444-S464, 2015
2) 「ACLSプロバイダーマニュアル AHAガイドライン2015準拠」（American Heart Association/著），シナジー，2017

【著者プロフィール】
添田　博（Hiroshi Soeda）
東京医科大学病院 薬剤部

織田　順（Jun Oda）
東京医科大学病院 救命救急センター

Book Information

レジデントノート増刊 Vol.19 No.17
小児救急の基本
「子どもは苦手」を克服しよう！

熱が下がらない、頭をぶつけた、泣き止まない、保護者への説明どうする？など、あらゆる「困った」の答えがみつかる！

編集／鉄原健一

☐ 定価（本体4,700円＋税）　☐ 268頁　☐ ISBN978-4-7581-1603-9

新刊

- 小児救急で必須の手技・緊急度の評価・内科・外科など, この1冊で攻略！
- 「成人とどこまで一緒でどこから違うか」の境界を意識して解説
- 小児と接するとき役立つ先輩のクリニカルパールを伝授！

「子どもは苦手」なあなたも今日から自信がもてる！

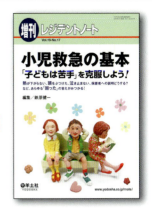

レジデントノート増刊 Vol.19 No.8
いざというとき慌てない！
マイナーエマージェンシー

歯が抜けた、ボタン電池を飲んだ、指輪が抜けない、ネコに咬まれたなど、急患の対応教えます！

編集／上山裕二

☐ 定価（本体4,700円＋税）　☐ B5判　☐ 271頁　☐ ISBN978-4-7581-1591-9

- 診慣れない症例に対する治療法や手技などが満載！
- 専門医へコンサルトするまでに「自分が何をすべきか」がわかる！！
- 「専門医を呼ぶタイミング」や「患者さんを帰す際の注意点」まで解説！！

この症例, どう対応する？ここが腕の見せどころ！！

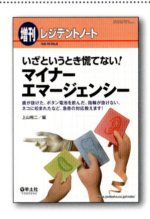

レジデントノート増刊 Vol.18 No.17
神経内科がわかる、好きになる
今日から実践できる 診察・診断・治療のエッセンス

編集／安藤孝志，山中克郎

☐ 定価（本体4,700円＋税）　☐ B5判　☐ 256頁　☐ ISBN978-4-7581-1582-7

- 基本の神経解剖はもちろん, 診察のちょっとしたコツ, 検査の解釈などを豪華執筆陣がやさしく解説
- 豊富な図表・イラストでポイントがよくわかる！

自信をもって診療できる！"神経内科のキモ"を1冊に凝縮

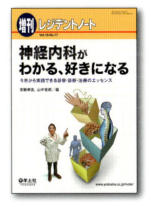

発行　羊土社 YODOSHA　〒101-0052　東京都千代田区神田小川町2-5-1　TEL 03(5282)1211　FAX 03(5282)1212
E-mail：eigyo@yodosha.co.jp
URL：www.yodosha.co.jp/

ご注文は最寄りの書店、または小社営業部まで

循環器セミナー実況中継
The Reality of Drug Prescription
the great debates from CADET

スタチンの本当の役割を知れ！

本連載はCarDiovascular Education Team（CADET）による若手医師のための循環器教育セミナーを再構成してお届けします．

監修／西原崇創　編著／山根崇史，西原崇創，田中寿一，永井利幸，水野篤，香坂俊

第5回 循環器関連薬剤⑤ 脂質異常症治療薬と抗血小板療法：前編

虚血性心疾患を扱ううえで欠かせない脂質異常症治療薬と抗血小板療法について学びましょう．そもそもなぜこれらの薬剤はこれほど重要な存在になったのでしょうか．

まず，急性冠症候群（acute coronary syndrome：ACS）について復習したいと思います．

かつては冠動脈の粥腫が徐々に成長し狭窄が進行することで，狭心症から心筋梗塞に至ると考えられていました．ところが，心筋梗塞例の約半数は梗塞前に狭心症を認めずに突然に発症することや，梗塞発症前に冠動脈造影が施行された症例のうち，約7割は発症前の狭窄度が50％未満であったという事実が明らかになってきました．そこで，心筋梗塞は粥腫破綻の後，血栓形成を認めることで急激に冠動脈が閉塞する病態という現在のACSの概念が1992年に提唱されました．血栓形成の結果，完全閉塞すればST上昇型心筋梗塞となるし，完全閉塞に至らなければ非ST上昇型心筋梗塞，バイオマーカーが陰性であれば不安定狭心症となるだけで，発症機序は同じであるということです．一般的にACSを発症する粥腫は脂質が豊富で線維性被膜が薄いものが多く，その破綻には炎症が大きく関与していることから，ACSの発症を抑えるには脂質をコントロールすること，炎症を抑えること，血栓形成を防ぐことが重要であるということがわかります（図）．

1 コレステロールを下げるためのスタチン

 それでは，まずスタチンについてです．スタチンはHMG-CoA還元酵素阻害薬で現在の脂質低下療法の中心的存在であることは皆さんもご存じの通りです．最初のスタチンが製品化されたのは30年ほど前です．当時，脂質異常症が冠動脈疾患の重要な危険因子であることは周知されていても，従来の脂質低下療法では，予後改善を証明できた薬剤はありませんでした．そんななか，スウェーデンで行われた4S研究[1]は記憶にとどめておくべき重要な研究です．狭心症あるいは心筋梗塞の既往のある4,444人の高LDLコレステロール血症患者の二

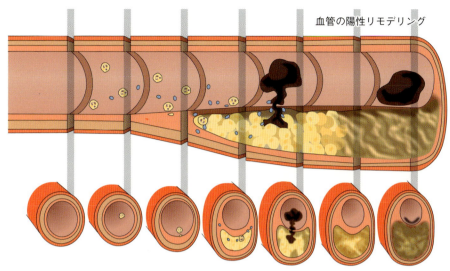

図　ACS発症機序
文献2より引用．

次予防としてシンバスタチン内服群とプラセボ群を比較して5年間観察すると，シンバスタチン内服群で明らかに予後改善が得られるという結果でした．はじめて脂質低下療法による予後改善が証明され，スタチン時代の幕開けともいえるものでした．

2 イベント抑制のためのスタチン

山根　スタチンは一次予防，二次予防における予後改善効果だけでなく，仮に脂質異常症を合併していない場合でも，LDLコレステロールがさらに低下することはもちろん，冠動脈疾患をはじめとしたイベント抑制効果が確認されました．その代表的な試験が2008年に発表されたJUPITER試験[3]になります．LDLコレステロールが130 mg/dL以下，高感度CRPが2.0 mg/L以上の患者17,800人を対象としてロスバスタチン20 mgを内服する群とプラセボ群とで予後を追跡しました．すると，ロスバスタチン内服群でLDLコレステロールは50％低下したのですが，さらに高感度CRPも37％低下し，明らかにロスバスタチン内服群で心血管イベントが少ないため，試験が途中で打ち切りになりました．高感度CRPは炎症マーカーですが，先に述べたようにACSの発症には炎症が大きな役割を果たしていると考えられているため，スタチン自体に抗炎症作用があること，そしてそれがイベント抑制につながることが証明されました．これらの結果から，スタチンには脂質を低下させる作用だけではない多面的な効果，"pleiotropic effect"が存在し，冠動脈疾患の患者に対して必須の治療薬であるという現在の立場が確立しました．

参加者A　冠動脈疾患といえば"スタチン"というくらい最近は必ず投与されていますし，炎症を抑える効果があることは聞いたことがあります．ただ，その効果はどのような患者背景であっても認められるものなのでしょうか？

山根　質問ありがとうございます．大変よい質問だと思います．では，以下に簡単ですがご質問にお答えいたします．
　　　まず，LDLコレステロール値の低下とイベント抑制について考えてみましょう．ACSの患者さんに対してstandard therapyとしてプラバスタチン40 mgを内服する群と，intensive therapyとしてアトルバスタチン80 mgを内服する2群間で比較したPROVE IT-TIMI 22試験[4]では，intensive therapy群で有意にLDLコレステロールが低下しただけでなく，さらなるイベント抑制効果も認めました．これらの結果から，スタチンは治療前のLDLコレステロール値にかかわらず心血管イベントを抑制し，LDLコレステロールに関しては低ければ低いほどいいという"the lower, the better"が推奨されました．
　　　一方で，安定狭心症患者を対象にスタチンだけで経過をみた興味深い研究[5]もあります．冠動脈狭窄がすでに指摘されていてPCI（percutaneous coronary intervention：経皮的冠動脈インターベンション）を予定していた患者にアトルバスタチン80 mgを入れるのか，それともPCIをするのかという2群で比較したところ，むしろPCIを受けた群の方がイベントが多いという結果が示されました．安定狭心症の患者に対するPCIと薬物療法という点では2007年のCOURAGE試験[6]が有名ですが，スタチンを高用量内服することによる同様の結果がそれより10年近く前に報告されているのです．

西原　最近の脂質異常症のガイドラインは数値目標で管理するのか，それとも低下の程度を目標とするのか，ややわかりにくくなっていると思いますが，そのあたりを簡単に整理してもらえますか？

山根　本当に西原先生のご指摘のとおりで，以前よりもやや複雑になってきていると思います．今まで説明したことを踏まえて現行のガイドラインの立場を説明したいと思います．

3 「fire and forget」か「treat to target」か（表）

山根　最もシンプルなのは2013年の米国ガイドライン[7]です．ACS患者にはLDLコレステロール値にかかわらずストロングスタチンを推奨するというもので，初期に強力に導入してその後の管理目標値も特に設けられていないことから「fire and forget」と表現されました．
　　　一方，2016年の欧州ガイドライン[8]ではLDLコレステロールの管理目標値が70 mg/dL未満と厳格なコントロールを行うことに加えて，もともと高くない患者に対してもベースラインから50％低下させるという「treat to target」が推奨されており，その目標達成のためにストロングスタチンの内服が推奨されております．どちらのガイドラインにおいても共通しているのは，**ストロングスタチンを使用した厳格な脂質管理が強調されている**ことです．日本においては2017年に日本動脈硬化学会のガイドライン[9]が改訂され，欧州と同様「treat to target」を継承して，これまでの管理目標値である100 mg/dL未満に加えて，ACSに対してはより厳格な管理として70 mg/dL未満を目標値として考慮するという文面が追加されました．

表　各ガイドラインにおける脂質管理目標

ガイドライン	LDL-C 管理目標値	推奨される薬剤
ACC/AHA	目標値なし 75歳以下ならストロングスタチン	ストロングスタチン 　アトルバスタチン 40〜80 mg 　ロスバスタチン 20〜40 mg
	75歳以上，あるいはストロングスタチン導入が困難な場合スタンダードスタチン	ストロングスタチン 　アトルバスタチン 10〜20 mg 　ロスバスタチン 5〜10 mg 　ピタバスタチン 2〜4 mg スタンダードスタチン 　シンバスタチン 20〜40 mg 　プラバスタチン 40〜80 mg 　フルバスタチン 40 mg 1日2回
ESC/EAS	管理目標値＜70 mg/dL 治療開始前のLDL-Cが70〜135 mg/dLならベースラインの50％以下	ストロングスタチンを使用
日本動脈硬化学会	管理目標値＜100 mg/dL ただしACS患者は＜70 mg/dLも考慮	

ACC/AHA：米国心臓病学会/米国心臓協会，ESC/EAS：欧州心臓病学会/欧州動脈硬化学会

4　さいごに

　スタチンは脂質管理のための薬剤ではありますが，脂質低下作用だけでなく，抗炎症作用など多面的効果からイベント抑制を発揮する薬剤です．漫然と処方して満足するのではなく，積極的に高用量を使用して厳格にコントロールすることが重要です．患者さんによく「私，コレステロール高くないのに，飲まないといけないのですか？」と聞かれますし，実際に自己判断で中止されているケースもありますが，しっかりその必要性を説明したうえで内服を継続してもらうようにしましょう．

まとめ：スタチンは単にコレステロールを下げる薬剤ではない．イベント抑制が目的だということを忘れずに！

- 粥腫破綻がACSの重要なメカニズム
- スタチンによる脂質低下と抗炎症作用，"pleiotropic effect" がイベントを抑制する
- 二次予防ではLDLコレステロール値にかかわらず，スタチンを導入しよう

文献

1) Randomised trial of cholesterol lowering in 4444 patients with coronary heart disease : the Scandinavian Simvastatin Survival Study (4S). Lancet, 344 : 1383-1389, 1994
2) Libby P : Current concepts of the pathogenesis of the acute coronary syndromes. Circulation, 104 : 365-372, 2001
3) Ridker PM, et al : Rosuvastatin to prevent vascular events in men and women with elevated C-reactive protein. N Engl J Med, 359 : 2195-2207, 2008
4) Cannon CP, et al : Intensive versus moderate lipid lowering with statins after acute coronary syndromes. N Engl J Med, 350 : 1495-1504, 2004
5) Pitt B, et al : Aggressive lipid-lowering therapy compared with angioplasty in stable coronary artery disease. Atorvastatin versus Revascularization Treatment Investigators. N Engl J Med, 341 : 70-76, 1999
6) Boden WE, et al : Optimal medical therapy with or without PCI for stable coronary disease. N Engl J Med, 356 : 1503-1516, 2007
7) Stone NJ, et al : 2013 ACC/AHA guideline on the treatment of blood cholesterol to reduce atherosclerotic cardiovascular risk in adults : a report of the American College of Cardiology/American Heart Association Task Force on Practice Guidelines. J Am Coll Cardiol, 63 : 2889-2934, 2014
8) Catapano AL, et al : 2016 ESC/EAS Guidelines for the Management of Dyslipidaemias. Eur Heart J, 37 : 2999-3058, 2016
9) 「動脈硬化性疾患予防ガイドライン 2017年版」（日本動脈硬化学会/編），日本動脈硬化学会，2017

Profile

西原崇創（Shuzo Nishihara）
東京医科大学八王子医療センター 循環器内科

田中寿一（Toshikazu Tanaka）
東京慈恵会医科大学 循環器内科

水野　篤（Atsushi Mizuno）
聖路加国際病院 循環器内科

山根崇史（Takafumi Yamane）
神戸市立医療センター中央市民病院 循環器内科

永井利幸（Toshiyuki Nagai）
北海道大学大学院 医学研究院 循環病態内科学

香坂　俊（Shun Kohsaka）
慶應義塾大学病院 循環器内科

Book Information

Gノート増刊 Vol.5 No.2
動脈硬化御三家
高血圧・糖尿病・脂質異常症をまるっと制覇！

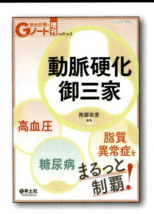

編集／南郷栄秀

□ 定価(本体 4,800円＋税)　□ B5判　□ 319頁　□ ISBN978-4-7581-2328-0

- スクリーニングからリスク評価, 目標設定, 患者指導, 専門医との連携まで, 実際の診療の場で必要な知識を網羅！
- エビデンスに基づきポイントを押さえてわかりやすくまとめました！

プライマリ・ケアに携わる総合診療医・内科医におすすめ！

確実に身につく PCIの基本とコツ 第3版
カラー写真と動画でわかる
デバイスの選択・基本手技と施行困難例へのテクニック

3月下旬発行予定

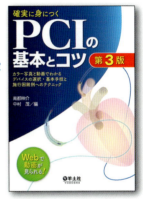

編集／南都伸介, 中村　茂

□ 予価(本体 8,800円＋税)　□ B5判　□ 約350頁　□ ISBN978-4-7581-0758-7

- 新たに紙面をオールカラー化し, Web動画を付録として追加！ 豊富な画像・イラストによる手技の解説がよりわかりやすくなりました！
- これから学び始める初心者にも経験豊富な熟練者にもオススメです

PCIの入門＆実践マニュアルの定番書, 待望の最新版！

心電図の読み方 パーフェクトマニュアル
理論と波形パターンで徹底トレーニング！

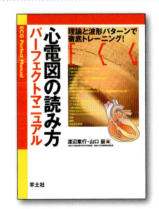

編集／渡辺重行, 山口巖

□ 定価(本体 5,800円＋税)　□ A4変型判　□ 366頁　□ ISBN978-4-7581-0609-2

医師に必須の心電図判読力を完全にマスターできる決定版. たくさんの実物大心電図を呈示しながら診断のポイントと不整脈の原因, 症状を簡潔に解説. 基本と応用が身につきます！ トレーニング問題が充実.

専門医の目の動きがわかる！ 研修医必携の大ベストセラー！

発行　羊土社 YODOSHA　〒101-0052　東京都千代田区神田小川町2-5-1　TEL 03(5282)1211　FAX 03(5282)1212
E-mail：eigyo@yodosha.co.jp
URL：www.yodosha.co.jp/

ご注文は最寄りの書店, または小社営業部まで

Book Information

こんなにも面白い医学の世界
からだのトリビア教えます

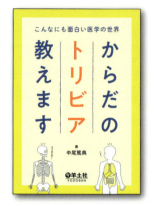

新刊

著／中尾篤典
□ 定価（本体 1,000円＋税）　□ A5判　□ 88頁　□ ISBN978-4-7581-1824-8

- お酒を飲んだあと〆のラーメンが食べたくなるワケ，バンジージャンプは失明を引き起こす？など，思わず誰かに教えたくなる医学の雑学「トリビア」を1冊にまとめました．

へぇーそうだったんだ！誰かに教えたくなるトリビア満載！

教えて！ICU Part 3
集中治療に強くなる

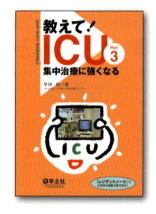

著／早川　桂
□ 定価（本体 3,900円＋税）　□ A5判　□ 229頁　□ ISBN978-4-7581-1815-6

- 好評連載の単行本化，第3弾！
- Part1，Part2と3冊セットで読めばさらに役立ちます！
- 敗血症の新定義，適正な抗菌薬の使い方など，役に立つテーマが満載！

ICUに関する疑問を研修医目線でやさしく教えます！

画像診断に絶対強くなる
ツボをおさえる！

診断力に差がつくとっておきの知識を集めました

近刊
4月上旬発行予定

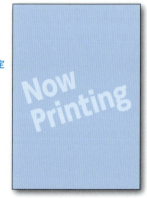

著／扇　和之，東條慎次郎
□ 予価（本体 3,800円＋税）　□ A5判　□ 約200頁　□ ISBN978-4-7581-1187-4

- 「ワンポイントレッスン」の扇先生が教える，画像診断の「ツボ」！
- 解剖，鑑別，画像の見方など画像診断がスムース・的確になる知識の要点だけをギュッと集めました

明日から役立つ！知っておきたい画像診断の基礎知識．

発行　羊土社 YODOSHA
〒101-0052　東京都千代田区神田小川町2-5-1　TEL 03(5282)1211　FAX 03(5282)1212
E-mail：eigyo@yodosha.co.jp
URL：www.yodosha.co.jp/

ご注文は最寄りの書店，または小社営業部まで

こんなにも面白い医学の世界
からだのトリビア教えます

中尾篤典
（岡山大学医学部 救急医学）

第43回 10円ハゲができた！！

　私は前の職場から岡山大学に異動するとき，大きな精神的ストレスに曝露され，円形脱毛症，いわゆる"10円ハゲ"になったことがあります．そのときには喘息のように呼吸器系にもいろんな症状が出てきて，自らの免疫力が精神的ストレスにより異常をきたすことを身をもって証明したわけです．

　円形脱毛症ができる理由は「精神的なストレスのため，カテコラミンが多く出て，そのために頭皮の血流が悪くなり，皮膚の恒常性のバランスが崩れるから」と考えられていました．その根拠に，円形脱毛症の患者さんの約75％にうつ病や不安神経症などの精神科疾患を合併することが知られています[1]．私も精神的なストレスが直接の原因と思っていましたが，最近の考え方はそうではないようです．

　本邦の円形脱毛症の発生頻度は人口の1～2％であり，欧米でもその頻度は同様です．精神的なストレスが乳幼児にないとはいえませんが，乳幼児にも同様に発症し，日本でも米国でも一定の割合で起きているようなので，精神的ストレスとは直接には結びつかないことが推測されます．最近は，円形脱毛症になりやすい遺伝子も同定され，家族歴が深く関係することがわかりました[2]．

　円形脱毛症になった患者さんの毛包を採取して組織学的検査をしてみると，CD8陽性Tリンパ球の浸潤が認められました．現在では，リンパ球が毛根の部分にある何らかの自己抗原であるタンパクを標的にして攻撃し，いわゆる自己免疫反応を起こしてしまうことがその病態であると考えられています．この考えをサポートするように，円形脱毛症の人はアトピー性皮膚炎，花粉症や喘息など他のアレルギー性疾患を有意に多く合併することも証明されていますし，円形脱毛症に関する最近の論文は免疫関連のものがほとんどです．精神的ストレスは確かに免疫を狂わせるので，誘因にはなっているのでしょうが，直接的な原因ではないという考え方が一般的なようです[3]．

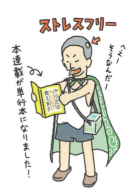

　円形脱毛症とよく鑑別にあがるのが，トリコチロマニア（抜毛癖）と呼ばれる精神疾患で，これはたまに救急外来でもみられることがあります[4]．また，余談ですが，原因不明の脱毛と多発神経炎を合併する患者さんをみたら，タリウム中毒を疑えといわれています．「脱毛」は救急総合診療領域では，大切な症候であることは間違いありません．

文 献

1) Ruiz-Doblado S, et al.：Alopecia areata：psychiatric comorbidity and adjustment to illness. Int J Dermatol, 42：434-437, 2003
2) Alkhalifah A, et al.：Alopecia areata update：part I. Clinical picture, histopathology, and pathogenesis. J Am Acad Dermatol, 62：177-188, quiz 189-190, 2010
3) Dainichi T & Kabashima K：Alopecia areata：What's new in epidemiology, pathogenesis, diagnosis, and therapeutic options? J Dermatol Sci, 86：3-12, 2017
4) Iorizzo M & Oranje AP：Current and future treatments of alopecia areata and trichotillomania in children. Expert Opin Pharmacother, 17：1767-1773, 2016

眼科エマージェンシー こんなときどうする？

▶ 研修医も救急外来でよく出会う眼科疾患について，眼科医の考え方・動き方を伝授します！

シリーズ監修　加藤浩晃

第29回　眼脂と充血でつらい！

徳毛花菜

主訴：右眼の眼脂と充血

30歳代男性．小児科病棟の看護師である．夜勤中に右眼の充血が出現したが，軽度であったためそのまま勤務を継続していた．徐々に充血が強くなり，ねばねばした漿液性の眼脂が多くなってきた．右眼瞼も腫脹しはじめ疼痛も出てきた．夜勤が終了するまでは我慢できないと思い，救急外来を受診した（図）．

既往歴：生来健康で特記事項はない．昨日から風邪をひいたようで，現在は上気道症状がある．

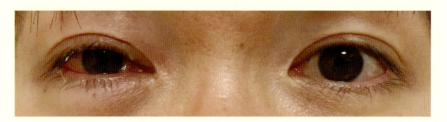

図　症例：来院時の所見

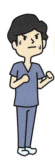

担当研修医の心の声

- まあ，結膜炎かな？結膜炎にも細菌性，ウイルス性，アレルギー性などがあるけどよくわからないな
- アデノウイルスかどうかがわかるキットがあったよな．やってみよう

その後の経過

アデノウイルス迅速検査キットで陽性の結果が出たため，アデノウイルスによる結膜炎と判断した．本で調べると，抗ウイルス薬はないが，抗菌薬点眼と低濃度ステロイド点眼処方と記載してあったためその通り処方した．患者はそのまま勤務に戻っていった．

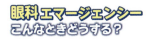

> **その次の日の経過**
> 医療安全管理部から電話がかかってきた．「先生，昨日の当直のときにスタッフが流行性角結膜炎になってきたじゃないですか？ 実はアデノウイルスは感染力が強いから，勤務継続するべきではなかったんです．今消毒作業しているから手伝ってもらえませんか？」診察室に行くとスタッフ総出で診察台，椅子，ドアノブなどアルコールで消毒をしていた．

● 眼科医の診察と診断

診断：流行性角結膜炎

疾患のポイント
- アデノウイルスが原因となるウイルス性結膜炎である．
- 感染力が非常に強いためスタンダードプリコーションを徹底させなければならない．
- 主な症状として，漿液性眼脂，結膜充血，結膜濾胞，耳前リンパ節腫脹，上気道症状があるが，すべての所見がそろうことは少ない．

診察のポイント
- アデノウイルス迅速検査キットですぐに検査を行うことができる．
- 発症して3日以内の検査であれば高い確率で検出できるが一般的に感度は70～80％で特異度は100％と報告されているため，検査結果が陰性であっても，病歴や臨床症状から疑わしければ流行性角結膜炎として対応する．

● 初期対応

目標
- 迅速検査キットや臨床症状，病歴などから流行性角結膜炎を診断する．
- 流行性角結膜炎患者に適切な指導を行う．

患者指導のポイント
感染力が強いので以下のことに注意してもらう．
- 必ず，手洗いをすること．
- タオルは共有しないこと．入浴は家族のなかで最後にすること．
- 2～3週間で自然治癒すること．
- （学童・学生に対して）学校保健安全法で，病状により学校医その他の医師において感染のおそれがないと認めるまで出席停止義務があること，（社会人に対して）集団予防のため仕事を休むことを勧める．

初期対応のポイント
- 二次感染や感染後の多発角膜上皮下混濁をきたすことがあるため，抗菌薬と低濃度ステロイド点眼を処方する．
  処方例：レボフロキサシン（クラビット®点眼液0.5％）　1日4回
  　　　　フルオロメトロン（フルメトロン®点眼液0.1％）1日4回
- 診察終了後，手指消毒はもちろん，患者が触れたと思われる場所はすべて除菌する．

● 今回の教訓

流行性角結膜炎は非常に感染力が強い．感染を広げないように注意が必要である．

Profile 徳毛花菜（Kana Tokumo）
広島大学大学院 視覚病態学

Profile 加藤浩晃（Hiroaki Kato）
京都府立医科大学 眼科学教室

Book Information

看護学生・若手看護師のための 急変させない患者観察テクニック
小さな変化を見逃さない！できる看護師のみかた・考え方

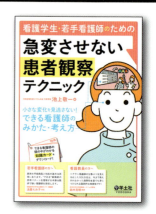

新刊

著／池上敬一

□ 定価（本体 2,700円＋税）　□ B5判　□ 237頁　□ ISBN978-4-7581-0971-0

- できる看護師が行う「急変の芽を摘み取る方法」を"言葉"で解説！
- 現場で観察すべき視点を"14枚の知識カード"（付録）にまとめました
- 若手看護師必携！あらゆる診療科の病棟で役立ちます！

本書をマスターすれば、できる看護師の思考パターンで動ける！

病態で考える 薬学的フィジカルアセスメント
41の主訴と症候から行うべきアセスメントがわかる

近刊 4月発行予定

著／鈴木 孝

□ 予価（本体 3,800円＋税）　□ B5判　□ 約290頁　□ ISBN978-4-7581-0940-6

- 41に及ぶ主訴・症候ごとに，考えられる原因疾患を病態をふまえて解説！
- 病態把握のために必要なアセスメントと方法，評価を根拠から解説！
- よりよい薬物治療，薬学的管理にすぐに活かせる！

症状に応じた適切なフィジカルアセスメントで，病態把握に役立つ！

トップジャーナル395編の「型」で書く医学英語論文
言語学的Move分析が明かした 執筆の武器になるパターンと頻出表現

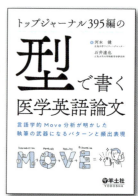

近刊 3月下旬発行予定

著／河本 健，石井達也

□ 予価（本体 2,700円＋税）　□ A5判　□ 約160頁　□ ISBN978-4-7581-1828-6

- 論文を12のパート（Move）に分け，トップジャーナルを徹底分析！抽出されたMove別の書き方と頻出表現を解説！
- 優れた論文構成術と海より広い表現力が身につきます

Moveを知れば執筆が劇的に楽になる！

発行　羊土社 YODOSHA

〒101-0052　東京都千代田区神田小川町2-5-1　TEL 03(5282)1211　FAX 03(5282)1212
E-mail：eigyo@yodosha.co.jp
URL：www.yodosha.co.jp/

ご注文は最寄りの書店，または小社営業部まで

対岸の火事 他山の石
研修医が知って得する日常診療のツボ

中島 伸

他人の失敗を「対岸の火事」と笑い飛ばすもよし,「他山の石」と教訓にするのもよし.研修医時代は言うに及ばず,現在も臨床現場で悪戦苦闘している筆者が,自らの経験に基づいた日常診療のツボを語ります.

その199
「ムンテラ」の効能

つい先日のこと.とある研究会で,患者さんに対する説明と同意,いわゆるインフォームド・コンセント取得をどうすれば上手に行うことができるか,ということについての議論を聴く機会がありました.私のような古い人間は,インフォームド・コンセントというよりも,つい,「ムンテラ」などと言ってしまいがちです.どうも「ムンテラ」という言葉には「口先で誤魔化す」というイメージがついてしまって,好ましくないとされているようです.そもそも,勝手にドイツ語のMund(口)とTherapie(治療)をひっつけて略してしまった「ムンテラ」という言葉に,皆が病状説明とか,インフォームド・コンセントとか,因果を含めるとか,好き勝手な意味を詰め込んでしまったわけで,もう無茶苦茶です.

"説明と同意"の難しさ

さて,研究会で発表していたのはもっぱら悪性腫瘍を扱う診療科の医師でした.この先生の悩みは,「あなたの診断は○○癌です」と告げた瞬間,患者さんもご家族も頭のなかが真っ白になってしまうことだそうです.そうなってしまうと,その後の説明が全く患者さんの頭のなかに入らなくなってしまい,治療方針を話し合うどころではなくなります.何しろ相手は悪性腫瘍なので時間の猶予はあまりなく,早く方針を決めて治療を開始したい医師の方はやきもきさせられます.

一口に"説明と同意"と言っても,悪性腫瘍の種類や進行度はそれぞれ違っており,患者さんの年齢や家族構成,経済状況や社会的背景などもいろいろです.これらの組合せは無数にあると言っても過言ではなく,この診療科だけでも説明内容は数百種類あるそうです.そればかりか医学の進歩に合わせて常に同意文書を改訂し続けなくてはならず,説明する側の労力もちょっとやそっとではありません.

診断や治療が複雑怪奇になる一方で,患者さんもご家族も高齢化しており,病状の正しい理解はますます難しくなってしまいます.

そこで,何とか効率的かつ効果的に病状説明をする方法はないものか,というのが研究会での議論でした.多くの病院で行っている工夫としては,説明を助けるパンフレットとか動画とか,あるいは看護師さんにも同席してもらって患者さんの理解を確認する方法とか,とにかくいろいろなものがあります.

議論している皆さんが暗黙のうちにゴールとしてめざしているのは,患者さんが自分の病気について正しく理解することだと思われます.もちろん,正確に疾患を知ったうえで,医学的にも本人の信条的にも正しい治療方針を選択できるということも含みます.ところが,自分の病気が実は難しいものだったということがわかると,早々に治療を諦めてしまったり,全く効果のない民間療法に走ってしまったりと悲惨なことになる場合もあります.たとえ癌であっても治療によって長期生存したり,完治したりする人も大勢いるわけですから,勝手に諦めてしまうのは勿体ない話です.

ムンテラで患者さんを勇気づける

さて,私は「ムンテラ」という行為には病状を正しく説明して理解を得るほかにも重要な意味があるのではないかと思っています.それは,患者さんが明るく前向きに生きていくための手助けをする,という役目です.たとえ予後の悪い病気であっても,「15年前に神経膠芽腫と診断されたけど,今でも元気に暮らしている方もおられますよ」といったことをお話しすれば,患者さんに病気と戦う勇気をもっ

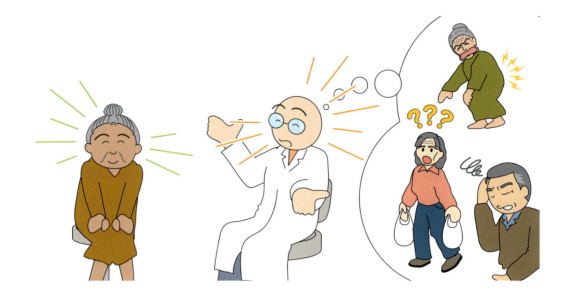

てもらうことが期待できるのではないでしょうか．悪性腫瘍にかぎらず，どんな病気であっても，われわれの役割には患者さんが前向きに生きるための力を与えるということがあると思います．

　最近の例を1つあげましょう．外来にやってきた若い男性ですが，この1カ月ほど倦怠感があるということでした．根掘り葉掘り聞いてみると，刺青を入れたときの針の使い回しで肝炎になったのではないか，ということを心配していたようです．どんな刺青が入っているのか尋ねてみると，長袖のシャツを少しめくってくれました．手首のところまでの極彩色のものです．そういえばこの患者さん，いささか目が据わっているような気がしました．早速，HIVや梅毒も含めて感染症のスクリーニング検査です．幸いなことに結果はすべて陰性でした．

中島　「どうやら心配ないみたいですよ」
患者　「実際は肝炎にかかっているのに検査で引っ
　　　　掛からへん，ということはないわけ？」
中島　「そうですね，感染してから3カ月だったか
　　　　6カ月だったかは検査で引っ掛からない時
　　　　期があるといわれていますね」
患者　「刺青を入れたのは10年くらい前なんやけ
　　　　ど」

中島　「それなら心配要りませんよ」
患者　「ホンマに！」
中島　「ええ」

　そう言った瞬間，この人の表情がパッと明るくなりました．以前のカルテをよく読んでみると3年ほど前にも似たような訴えで受診しています．そのときも各種感染検査は陰性でした．ただ，担当医は本人の心情に配慮した説明をしていなかったのか，その後もずっと不安が続いていたようです．

患者さんの決断を肯定する

　もう1つ例をあげましょう．脳外科では，軽い気持ちで撮影した頭部MRIで偶然に小さな未破裂脳動脈瘤がみつかることは珍しくありません．もしこの動脈瘤が破裂してくも膜下出血になると，重大な後遺症が残ったり死亡したりすることがしばしばあります．それなら予防的な手術をするかというと，「それも怖い」というのが人情です．実際のところ，小さな未破裂脳動脈瘤の破裂する可能性はごく低いものなので，経過観察をするのも妥当な方法の1つです．しかし，経過観察を選択した人でも破裂する確率がゼロでない以上，くも膜下出血の恐怖はついて回ります．そんなとき，私は患者さんのした決断を

対岸の火事 他山の石

全力で肯定することにしています．

中島 「破裂する確率が何％だとか，破裂したときの死亡率が何％だとか，怖い話をいろいろさせていただきましたけどね」
患者 「ええ」
中島 「ご本人の年齢と動脈瘤のサイズから考えると，このまま破裂せずにお墓までもっていける可能性が高いと私は思いますよ」
患者 「ホントですか！」
中島 「皆さん，『怖い，怖い』というのも最初のうちだけです」
患者 「でも実際に怖いですよ」
中島 「怖がるのにもすぐに飽きてしまうし，年はとるしで」
患者 「ええ」
中島 「経過観察の診察でも『腰が痛い，耳鳴りがする，物忘れがある，眠れない』とか，そんな話ばっかりです」
患者 「そうなんですか！」
中島 「動脈瘤のことなんか，どっかに吹っ飛んでしまっていますね」
患者 「そうなれたら嬉しいんですけど」
中島 「経過観察すると決めたんだから，動脈瘤のことなんか忘れて明るく楽しく生きましょう！」
患者 「わかりました．明るく生きるように努力します」

とかく悪者扱いされがちな「ムンテラ」という言葉，私には日本の医師のいろいろな思いが込められているように感じられ，今も愛用しています．正しい病状説明をするだけにとどまらず，できれば患者さんが前向きに生きていく助けにしたいですね．

最後に1句

> 「ムンテラ」で 病気について よく知って
>   未来に向かう パワー授かる

中島　伸
（国立病院機構大阪医療センター脳神経外科・総合診療科）
著者自己紹介：1984年大阪大学卒業．
脳神経外科のほかに麻酔科，放射線科，救急などを経験しました．

シリーズ 総合診療はおもしろい！
～若手医師・学生による活動レポート

監修：一般社団法人日本プライマリ・ケア連合学会
医学生・若手医師支援委員会
吉本 尚，杉谷真季，三浦太郎

vol.55 WONCA APRC 2017 in パタヤ 体験記

坂井雄貴（亀田ファミリークリニック館山 家庭医診療科）

2017年11月1日から4日にかけて，タイのパタヤにて世界家庭医療機構（World Organization of Family Doctors：WONCA）アジア太平洋地域学術大会（Asia Pacific Regional Conference：APRC）が開催されました．

プライマリ・ケアと家庭医療が起こすイノベーション

　本会のテーマは"FAMILY MEDICINE INNOVATION"であり，開会式のタイ保健省による講演は，まさにプライマリ・ケアの革新を感じさせるものでした．タイでは専門医療に対しプライマリ・ケアを担う医療者が少なく，医療の地域格差や医療費の高騰などのさまざまな問題が生じています．家庭医を中心とした多職種チームがプライマリ・ケアを提供することで救急受診数・入院数・医療費が減少したことから，2017年にはタイ王国憲法にプライマリ・ケアにおける家庭医の重要性が明記されました．さらに今後10年間で家庭医を中心としたチームを現在の48チームから6,500チームに増やすとの宣言がありました．日本でも総合診療医をいかに増やしていくかが課題となっています．タイの国をあげたプライマリ・ケアへの転換には多くの賞賛の声が上がっていました．

若手医師が紡ぐWONCAの今と未来

　本会に先立って開催されたプレカンファレンスは，アジア太平洋地域の若手医師活動であるThe Rajakumar Movementが主催しており，100名近くのタイの専攻医が参加するなど勢いを感じさせるものでした．前WONCA会長のマイケル・キッド教授からは"Family doctor, you are the specialist"という力強いメッセージがあり，未来を担う若手医師に家庭医としてのアイデンティティを抱かせるものでした．現WONCA会長のアマンダ・ハウ教授からも

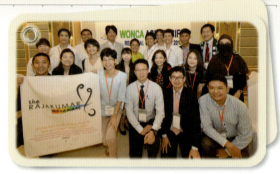

世界の若手医師とワールドカフェで交流しました！
（筆者 後列左から3番目）

若手医師活動に対して激励の言葉があり，WONCAにおける今後の若手医師の活躍の重要性を実感しました．ワークショップでは世界の若手医師とワールドカフェを行い，今後若手医師活動をどう盛り上げていくか，医学生や初期研修医にいかに家庭医療・総合診療に興味をもってもらうかなどをそれぞれの国の状況を共有しながら話し合いました．

若手医師にWONCA APRCを勧める理由

　アジアを中心とした家庭医が集まる本会はアットホームな雰囲気があり，若手医師のチャレンジを歓迎しています．実際に日本からも医学生や初期研修医が多く参加し，ポスター発表を行ったり，海外の家庭医と交流したりと刺激を受けていました．医学生や初期研修医には，総合診療というキャリアに対してロールモデルが少ない，イメージをもちにくいなどの悩みが多くあります．私自身もその一人でしたが，世界の若手家庭医との交流を通して，彼らが私たちと同じ悩みを抱え，同じ志のもとプライマリ・ケアを支えていることを知り，家庭医というキャリアを歩む自信と誇りを感じることができました．
　2018年にはソウルでWONCA世界大会が，2019年には日本でWONCA APRCが開催されます．若手医師の皆さんもぜひWONCAに参加し，総合診療を盛り上げていきましょう！

お知らせ

平成30年度第24期 広島精神分析セミナー

今日，幅広い臨床現場で，メンタルヘルスの知見が必要とされています．広島精神分析セミナーは力動精神医学を中心としたメンタルヘルスの最新情報を提供することを目的に，平成7年から運営しています．精神科医，心療内科医，小児科医，総合内科医などの参加を強く期待しております．

【期　日】平成30年4月22日（日）より
【会　場】広島市精神保健福祉センター
【主　催】広島精療精神医学研究会
【実行委員長】浅田　護（浅田病院院長）
【代　表】衣笠隆幸（広島精神分析医療クリニック院長，元日本精神分析協会会長）
【内　容】力動的精神医学
【問い合わせ（事務局）】
広島精神分析医療クリニック
〒730-0037
広島市中区中町1-3 ダイヤ並木ビル6F
Tel：082-545-1070, Fax：082-545-1071

◆ 研修医募集広告掲載のご案内 ◆
「レジデントノート」を初期・後期研修医募集にご利用下さい！

お陰様で大変多くの研修医・医学生の方にご愛読いただいている小誌は，人材募集のための媒体としても好評をいただき，

* 「レジデントノートに載せた広告で，良い人材を採用できた」
* 「募集についての問い合わせが増えた」

といった声を多数いただいております．

◆

広告サイズは，1/2ページ・1ページがございます．本誌前付・後付広告をご参照下さい．
　なお，本誌に出稿していただくと，サービスとして小社のメール配信（メディカル ON-LINE）やホームページにも広告内容を掲載しますのでさらに効果的！
　初期研修医・後期研修医の採用活動の本格化に備えぜひご検討下さい．

詳しくは下記までお気軽にお問合せ下さい
■ TEL　：03-5282-1211　　■ FAX：03-5282-1212
■ メール：ad-resi@yodosha.co.jp
■ 郵便　：〒101-0052 東京都千代田区神田小川町2-5-1
　　　　　株式会社 羊土社 営業部担当：菅野（かんの）

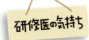 レジデントノートにあなたの声を載せてみませんか？

「研修医の気持ち」は，読者である研修医の先生方の一言を掲載するコーナーです．「患者さんから御礼を言われた」といった嬉しい気持ち，「今，こんな研修をしています」などの紹介，レジデントノートへの感想やコメント…など，あなたの感動や経験をレジデントノートに載せてみませんか？
　レジデントノートホームページの投稿フォーム，E-mailまたはご郵送にてご応募ください！

【投稿規定】
文字数：100〜200字程度
内容：研修中に感動したことや体験したこと，小誌バックナンバーに関する感想やコメントなど
謝礼：掲載誌1冊＋お好きなバックナンバー（月刊）1冊
　　※ 応募多数の場合，掲載までお時間をいただくことがあります
　　※ 掲載の採否に関しては編集部にて判断させていただきます．あらかじめご了承ください

【応募方法】（ご応募は随時受け付けます）
1. **レジデントノートホームページ**
　下記URLの投稿フォームに，① 年次，ペンネーム，掲載本文，② メールアドレスをご入力ください．
　www.yodosha.co.jp/rnote/feeling/
2. **E-mailまたはご郵送**
　　①〜④を明記のうえ，【応募先】へご応募ください．
① お名前，ご所属，年次（必要であればペンネーム）
② ご連絡先（ご住所およびメールアドレス）
③ お好きなバックナンバー1冊（掲載誌とともにお送りします）
③ 掲載本文（投稿規定をご確認ください）

【応募先】
ご郵送：
〒101-0052 東京都千代田区神田小川町2-5-1
株式会社 羊土社　レジデントノート編集部
「研修医の気持ち」係
E-mail：rnote@yodosha.co.jp

Book Information

必ずうまくいく！PICC
末梢挿入型中心静脈カテーテルの挿入テクニックから管理まで

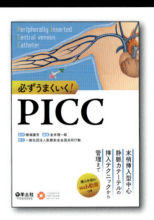

監修／德嶺譲芳　編集／金井理一郎　協力／一般社団法人医療安全全国共同行動
- 定価（本体3,800円＋税）　B5判　133頁　ISBN978-4-7581-1818-7

- 超音波で血管を鮮明に描出し、確実に穿刺するコツがよくわかる！
- 合併症を防ぐ管理のしかた、手技上達のためのトレーニング方法も解説.
- web動画でPICCの挿入手順が学べる.

PICCはこの1冊でマスター！超音波ガイド下穿刺のワザを伝授

バイタルサインからの臨床診断 改訂版
豊富な症例演習で、病態を見抜く力がつく！

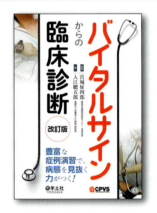

監修／宮城征四郎　著／入江聰五郎
- 定価（本体3,900円＋税）　B5判　197頁　ISBN978-4-7581-1806-4

- バイタルサインは病態へ通じる…6つのバイタルをどう読み解き、何をすべきかを丁寧に解説した好評書が改訂！
- 20の症例をもとに、現場に即した考え方が身につきます

レジデント必読！　6つの数値で病態に迫る！

研修医に絶対必要な器具・器械がわかる本。
使い方と使い分けマスターガイド

編集／野村　悠，田中　拓，箕輪良行
- 定価（本体2,900円＋税）　B6変型判　237頁　ISBN978-4-7581-1775-3

- 普段よく使う小外科器具や、蘇生や輸液に使用する器具の、ちょっとした違いや、特徴と使い分けがよくわかる！
- 持ち運びしやすいポケットサイズで、いつでもどこでもすぐ引ける！

手技に自信がつく！日常診療や救急の現場で絶対役立つ1冊！

発行　羊土社 YODOSHA　〒101-0052　東京都千代田区神田小川町2-5-1　TEL 03(5282)1211　FAX 03(5282)1212
E-mail：eigyo@yodosha.co.jp
URL：www.yodosha.co.jp/

ご注文は最寄りの書店、または小社営業部まで

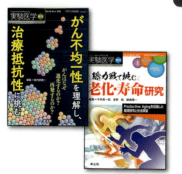

羊土社

研修医・指導医に人気のオススメ書籍

ここでは，先輩たちに大好評の人気書籍をご紹介いたします．
この春より新たに始まる研修生活にぜひお役立てください！

ハンディ版 ベストセラー 厳選入門書

誰もが知りたい臨床の基本を，
とにかく親切にわかりやすく解説！
ハンディな，大好評の入門シリーズです！

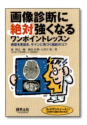

画像診断に絶対強くなる ワンポイントレッスン
病態を見抜き、サインに気づく読影のコツ
扇　和之／編　堀田昌利，土井下　怜／著
■定価（本体 3,600円＋税）　■A5判
■180頁　■ISBN978-4-7581-1174-4

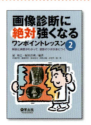

画像診断に絶対強くなる ワンポイントレッスン2
解剖と病態がわかって、読影のツボが身につく
扇　和之，堀田昌利／編
■定価（本体 3,900円＋税）　■A5判
■236頁　■ISBN978-4-7581-1183-6

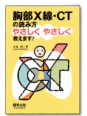

胸部X線・CTの読み方 やさしくやさしく教えます！

中島　啓／著
■定価（本体 3,600円＋税）　■A5判
■237頁　■ISBN978-4-7581-1185-0

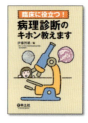

臨床に役立つ！病理診断のキホン教えます

伊藤智雄／編
■定価（本体 3,700円＋税）　■A5判
■211頁　■ISBN978-4-7581-1812-5

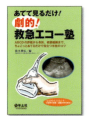

あてて見るだけ！劇的！救急エコー塾
ABCDの評価から骨折、軟部組織まで、
ちょこっとあてるだけで役立つ手技のコツ
鈴木昭広／編
■定価（本体 3,600円＋税）　■A5判
■189頁　■ISBN978-4-7581-1747-0

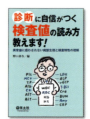

診断に自信がつく検査値の読み方教えます！
異常値に惑わされない
病態生理と検査特性の理解
野口善令／編
■定価（本体 3,600円＋税）　■A5判
■318頁　■ISBN978-4-7581-1743-2

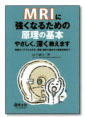

MRIに強くなるための原理の基本 やさしく、深く教えます
物理オンチでも大丈夫。
撮像・読影の基本から最新技術まで
山下康行／著
■定価（本体 3,500円＋税）　■A5判
■166頁　■ISBN978-4-7581-1186-7

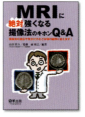

MRIに絶対強くなる撮像法のキホンQ&A
撮像法の適応や見分け方など
日頃の疑問に答えます！
山田哲久／監
扇　和之／編著
■定価（本体 3,800円＋税）　■A5判
■246頁　■ISBN978-4-7581-1178-2

研修医・指導医に人気のオススメ書籍

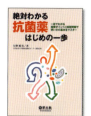
絶対わかる 抗菌薬はじめの一歩
一目でわかる重要ポイントと演習問題で使い方の基本をマスター

矢野晴美／著
- 定価（本体3,300円＋税） ■A5判
- 207頁 ■ISBN978-4-7581-0686-3

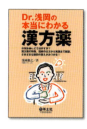
Dr.浅岡の 本当にわかる漢方薬
日常診療にどう活かすか？漢方薬の特徴、理解の仕方から実践まで解説. さまざまな疑問の答えがみつかる！

浅岡俊之／著
- 定価（本体3,700円＋税） ■A5判
- 197頁 ■ISBN978-4-7581-1732-6

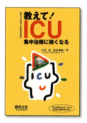
教えて！ICU 集中治療に強くなる

早川 桂, 清水敬樹／著
- 定価（本体3,800円＋税） ■A5判
- 239頁 ■ISBN978-4-7581-1731-9

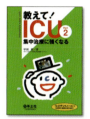
教えて！ICU Part 2 集中治療に強くなる

早川 桂／著
- 定価（本体3,800円＋税） ■A5判
- 230頁 ■ISBN978-4-7581-1763-0

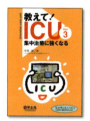
教えて！ICU Part 3 集中治療に強くなる

早川 桂／著
- 定価（本体3,900円＋税） ■A5判
- 229頁 ■ISBN978-4-7581-1815-6

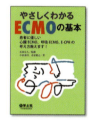
やさしくわかる ECMOの基本
患者に優しい心臓ECMO、呼吸ECMO、E-CPRの考え方教えます！

氏家良人／監　小倉崇以、青景聡之／著
- 定価（本体4,200円＋税） ■A5判
- 200頁 ■ISBN978-4-7581-1823-1

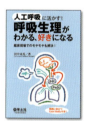
人工呼吸に活かす！ 呼吸生理がわかる、好きになる
臨床現場でのモヤモヤも解決！

田中竜馬／著
- 定価（本体3,300円＋税） ■A5判
- 287頁 ■ISBN978-4-7581-1734-0

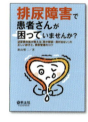
排尿障害で患者さんが困っていませんか？
泌尿器科医が教える「尿が頻回・尿が出ない」の正しい診方と、排尿管理のコツ

影山慎二／著
- 定価（本体3,700円＋税） ■A5判
- 183頁 ■ISBN978-4-7581-1794-4

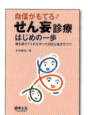
自信がもてる！ せん妄診療 はじめの一歩
誰も教えてくれなかった対応と処方のコツ

小川朝生／著
- 定価（本体3,300円＋税） ■A5判
- 191頁 ■ISBN978-4-7581-1758-6

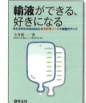
輸液ができる、好きになる
考え方がわかるQ&Aと処方計算ツールで実践力アップ

今井裕一／著
- 定価（本体3,200円＋税） ■A5判
- 254頁 ■ISBN978-4-7581-0691-7

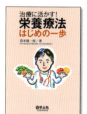
治療に活かす！ 栄養療法はじめの一歩

清水健一郎／著
- 定価（本体3,300円＋税） ■A5判
- 287頁 ■ISBN978-4-7581-0892-8

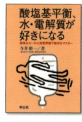
酸塩基平衡、水・電解質が好きになる
簡単なルールと演習問題で輸液をマスター

今井裕一／著
- 定価（本体2,800円＋税） ■A5判
- 202頁 ■ISBN978-4-7581-0628-3

Step Beyond Resident
ステップ ビヨンド レジデント

救急診療に必要な技と知識を解説した**大人気**シリーズ！

林　寛之／著

研修医は読まないでください!?

待ちに待った改訂版が登場！

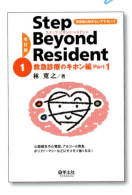

改訂版 ステップビヨンドレジデント❶ 救急診療のキホン編　Part1

心肺蘇生や心電図、アルコール救急、ポリファーマシーなどにモリモリ強くなる！

- 定価（本体 4,500円＋税）　B5判
- 400頁　ISBN978-4-7581-1821-7

大人気の研修医指導虎の巻シリーズ最初の一冊が、超大幅ボリュームアップで帰ってきました．心肺蘇生などの必須知識を最新のエビデンスで解説！

臨床に忙しい指導医のための研修医指導虎の巻！救急でよく出会う疾患や困りがちな場面を取り上げ、豊富な文献をもとに世界のスタンダードを解説．

シリーズラインナップ

❷ 救急で必ず出合う疾患編
- 定価（本体4,300円＋税）
- B5判　238頁
- ISBN978-4-7581-0607-8

❸ 外傷・外科診療のツボ編
- 定価（本体4,300円＋税）
- B5判　214頁
- ISBN978-4-7581-0608-5

❹ 救急で必ず出合う疾患編 Part2
- 定価（本体4,300円＋税）
- B5判　222頁
- ISBN978-4-7581-0645-0

❺ 外傷・外科診療のツボ編 Part2
- 定価（本体4,300円＋税）
- B5判　220頁
- ISBN978-4-7581-0653-5

❻ 救急で必ず出合う疾患編 Part3
- 定価（本体4,300円＋税）
- B5判　222頁
- ISBN978-4-7581-0698-6

❼ 救急診療のキホン編 Part2
- 定価（本体4,300円＋税）
- B5判　248頁
- ISBN978-4-7581-1750-0

研修医に愛され続けて12年！基本をすべて網羅した大定番書！

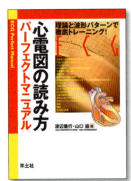

心電図の読み方 パーフェクトマニュアル

理論と波形パターンで徹底トレーニング！

渡辺重行，山口　巌／編
- 定価（本体5,800円＋税）　A4変型判
- 366頁　ISBN978-4-7581-0609-2

150症例の心電図で読み方を完全マスターできる決定版！

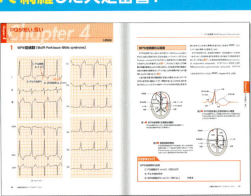

研修医・指導医に人気のオススメ書籍

研修医になったらまずはこの2冊!!

心構え，臨床的な考え方，患者さんとの接し方，病歴聴取・身体診察のコツ，必須手技，プレゼン術や学会発表まで

研修医になったら必ず読んでください。
診療の基本と必須手技，臨床的思考法からプレゼン術まで

岸本暢将，岡田正人，徳田安春／著
- 定価（本体3,000円＋税）
- A5判　■253頁
- ISBN978-4-7581-1748-7

臨床医として一人前になるために，これだけは知っておきたいエッセンスを達人が教えてくれます！

消毒，注射，採血，穿刺，気道管理，処置時の鎮静，エコー，除細動など，

レジデントノート別冊　研修医になったら必ずこの手技を身につけてください。
消毒，注射，穿刺，気道管理，鎮静，エコーなどの方法を解剖とあわせて教えます

上嶋浩順，森本康裕／編
- 定価（本体3,800円＋税）
- B5判　■246頁
- ISBN978-4-7581-1808-8

研修医がまず身につけたい手技について，現場のコツをお伝えします．最初に基本をしっかりおさえておくのが，できる研修医への近道です！

麻酔科研修には欠かせないオススメ書籍!

支持され続けるロングセラー！

麻酔科研修チェックノート　改訂第6版
書き込み式で研修到達目標が確実に身につく！

讃岐美智義／著
- 定価（本体3,400円＋税）
- B6変型判　■455頁
- ISBN978-4-7581-0575-0

麻酔科医に必須の知識と手技・コツを簡潔に解説．しかも，持ち歩きできるポケットサイズ．重要点を確認できるチェックシート付き！

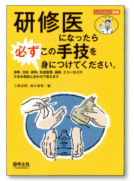

100倍楽しくなる 麻酔科研修30日ドリル

青山和義，讃岐美智義／著
- 定価（本体2,900円＋税）　■B5変型判
- 219頁　■ISBN978-4-7581-1112-6

改訂版 麻酔科薬剤ノート
周術期の麻酔・救急対応薬の使用のポイント

讃岐美智義／編
- 定価（本体4,000円＋税）　■B6変型判
- 309頁　■ISBN978-4-7581-1111-9

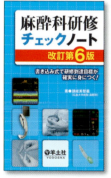
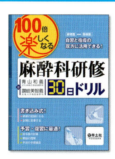
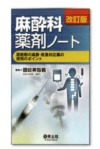

チェックシートで重要項目をすぐに確認できるポケットブック

循環器内科研修チェックノート
書き込み式で研修到達目標が確実に身につく！
並木 温／編
- 定価（本体3,600円＋税）　■B6変型判
- 341頁　■ISBN978-4-7581-0569-9

消化器内科研修チェックノート
書き込み式で研修到達目標が確実に身につく！
柴田 実／編
- 定価（本体3,800円＋税）　■B6変型判
- 383頁　■ISBN978-4-7581-0570-5

外科研修チェックノート
書き込み式で研修到達目標が確実に身につく！
小西文雄，安達秀雄，Alan Lefor／編
- 定価（本体3,600円＋税）　■B6変型判
- 318頁　■ISBN978-4-7581-0571-2

レジデントノート & 研修医フェア 開催書店のお知らせ

ただいま，全国書店では春の研修医シーズンに合わせ "研修医フェア" を開催しております．フェア期間中は羊土社書籍をはじめ研修医のみなさまの力になる書籍が勢ぞろいいたします．ぜひ一度足をお運びください！

■ フェア開催書店一覧 ■

<北海道・東北>
- 北海道　紀伊國屋書店　札幌新本店 …… 5/31頃まで
- 北海道　MARUZEN&ジュンク堂書店 札幌店 …… 5/30頃まで
- 青森　弘前大学生協　医学部店書籍部 …… 4/30頃まで
- 宮城　東北大学生協　星陵店書籍部 …… 4/30頃まで
- 宮城　丸善　仙台アエル店 …… 6/10頃まで
- 山形　高陽堂書店 …… 5/20頃まで
- 山形　山形大学生協　医学部店 … 5/15頃まで

<関東>
- 栃木　大学書房　自治医大店 …… 5/15頃まで
- 群馬　紀伊國屋書店　前橋店 …… 5/31頃まで
- 群馬　群馬大学生協　昭和店 …… 4/30頃まで
- 千葉　志学書店 …… 5/31頃まで
- 神奈川　丸善　ラゾーナ川崎店 …… 4/30頃まで
- 神奈川　有隣堂　本店医学書センター …… 5/13頃まで
- 神奈川　有隣堂医学書センター 北里大学病院店 …… 4/30頃まで

<東京>
- 東京　医学堂書店 …… 8/31頃まで
- 東京　紀伊國屋書店　新宿本店 … 5/31頃まで
- 東京　慶應義塾大学生協　信濃町店 …… 4/30頃まで
- 東京　ジュンク堂書店　吉祥寺店 … 5/31頃まで
- 東京　東京医科歯科大学生協 …… 4/30頃まで
- 東京　東京大学生協　本郷書籍部 …… 4/30頃まで
- 東京　東邦稲垣書店 …… 6/30頃まで
- 東京　丸善　お茶の水店 …… 6/10頃まで
- 東京　丸善　キャンパスショップ 東邦大学大森店 …… 5/31頃まで

<甲信越・北陸>
- 新潟　ジュンク堂書店　新潟店 … 5/31頃まで
- 新潟　新潟大学生協　池原購買書籍店 …… 4/30頃まで
- 長野　信州大学生協　松本書籍部 4/30頃まで
- 石川　金沢大学生協　医学部店 … 4/30頃まで
- 石川　金沢ビーンズ　明文堂書店 4/30頃まで
- 石川　前田書店 …… 4/15頃まで
- 富山　Booksなかだ本店　専門書館 …… 5/13頃まで
- 山梨　ジュンク堂書店　岡島甲府店 …… 4/30頃まで
- 長野　丸善　松本店 …… 5/31頃まで

<東海>
- 岐阜　岐阜大学生協　医学部店 … 4/30頃まで
- 静岡　戸田書店　静岡本店 …… 4/30頃まで
- 静岡　MARUZEN&ジュンク堂書店 新静岡店 …… 4/30頃まで
- 静岡　谷島屋　浜松医科大学売店 4/30頃まで
- 静岡　谷島屋　浜松本店 …… 4/30頃まで
- 愛知　名古屋市立大学生協　医学部店 …… 4/30頃まで
- 愛知　名古屋大学生協　医学部店 4/30頃まで
- 三重　三重大学生協　BⅡ店 … 4/30頃まで

<関西>
- 滋賀　喜久屋書店　草津店 …… 5/10頃まで
- 滋賀　滋賀医科大学生協 …… 4/27頃まで
- 京都　ガリバー　京都店 …… 5/31頃まで
- 京都　京都府立医科大学生協　医学部店 …… 4/30頃まで
- 京都　丸善　京都本店 …… 5/31頃まで
- 大阪　大阪市立大学生協　医学部店 …… 4/30頃まで
- 大阪　神陵文庫　大阪支店 …… 5/31頃まで
- 大阪　神陵文庫　大阪医科大学店 5/31頃まで
- 大阪　神陵文庫　大阪大学医学部病院店 …… 5/31頃まで
- 大阪　MARUZEN&ジュンク堂書店 梅田店 …… 5/6頃まで
- 和歌山　神陵文庫　和歌山営業所 5/31頃まで

<中国>
- 鳥取　鳥取大学生協　医学部ショップ …… 4/30頃まで
- 島根　島根大学生協　医学部店 … 5/31頃まで
- 岡山　喜久屋書店　倉敷店 …… 6/30頃まで
- 岡山　丸善　岡山シンフォニービル店 …… 5/6頃まで
- 広島　紀伊國屋書店　広島店 …… 3/31頃まで
- 広島　広島大学生協　霞ショップ 4/30頃まで

<四国>
- 山口　山口大学生協医心館ショップ …… 4/30頃まで
- 徳島　紀伊國屋書店　徳島店 …… 5/15頃まで
- 徳島　徳島大学生協　蔵本店 …… 4/30頃まで
- 愛媛　ジュンク堂書店　松山店 … 4/30頃まで
- 愛媛　新丸三書店　愛媛大学医学部店 …… 4/30頃まで
- 愛媛　新丸三書店　本店 …… 5/25頃まで
- 高知　金高堂　高知大学医学部店 5/31頃まで

<九州・沖縄>
- 福岡　丸善　博多店 …… 5/7頃まで
- 佐賀　紀伊國屋書店　佐賀店 …… 4/30頃まで
- 長崎　長崎大学生協　医学部店 … 4/30頃まで
- 熊本　蔦屋書店　熊本三年坂店 … 5/31頃まで
- 宮崎　メディカル田中 …… 5/31頃まで
- 鹿児島　ジュンク堂書店　鹿児島店 5/15頃まで
- 鹿児島　ブックスミスミ　オプシア 5/31頃まで
- 沖縄　琉球光和　考文堂 …… 5/31頃まで
- 沖縄　琉球大学生協　中央店 …… 4/30頃まで

(2018年2月16日現在)
※ お問い合わせは各書店までお願い申し上げます．
※ 書店名は地域・五十音順で表示しております．

レジデントノートホームページでは，研修医・指導医の方にオススメの書籍をご紹介しております．また，日々の診療に役立つコンテンツも多数掲載しております．ぜひご活用ください！

www.yodosha.co.jp/rnote/

Book Information

胸部X線・CTの読み方 やさしくやさしく教えます！

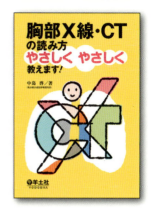

著/中島 啓

☐ 定価（本体 3,600円+税） ☐ A5判 ☐ 237頁 ☐ ISBN978-4-7581-1185-0

- 「読影手順は？」「どこに異常があるの？」「所見の正しい表現は？」など読影の基本の悩みを解決！
- 手順と解剖をふまえた簡潔・丁寧な解説で，所見と鑑別が面白いほどわかる！

今までにない丁寧な解説で，画像がどんどん読みたくなる！

亀田流 驚くほどよくわかる 呼吸器診療マニュアル

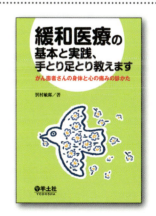

編集/青島正大

☐ 定価（本体 5,500円+税） ☐ B5判 ☐ 343頁 ☐ ISBN978-4-7581-1770-8

- 疾患の概要，診断，検査を簡潔に解説！
- 現場ですぐに活かせる治療法がわかる！
- 診療の流れが一目でわかる"診療のフローチャート"つき！

"亀田流の診療のコツ"教えます！

緩和医療の基本と実践、手とり足とり教えます
がん患者さんの身体と心の痛みの診かた

著/沢村敏郎

☐ 定価（本体 3,300円+税） ☐ A5判 ☐ 207頁 ☐ ISBN978-4-7581-1766-1

- 鎮痛薬・医療用麻薬・鎮痛補助薬の使い分けがわかる！
- 患者さんと接するコツ・よくある症状への対処法をベテラン医師が伝授！
- 好評書『緩和医療レッスン』を最新情報にブラッシュアップした改訂版

がん診療はもちろん，研修中にも役立つスキルが満載

発行 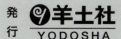 〒101-0052　東京都千代田区神田小川町2-5-1　TEL 03(5282)1211　FAX 03(5282)1212
E-mail：eigyo@yodosha.co.jp
URL：www.yodosha.co.jp/

ご注文は最寄りの書店、または小社営業部まで

プライマリケアと救急を中心とした総合誌

レジデントノート

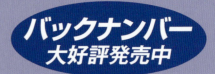

全号1冊：定価（本体2,000円＋税）

「すべての号がお役に立ちます！」
お買いもれの号はありませんか？

2018年3月号 （Vol.19 No.18）

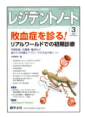

**敗血症を診る！
リアルワールドでの初期診療**
早期診断・抗菌薬・輸液など
速やかで的確なアプローチの方法が身につく

編集／大野博司

連載：みんなで解決！病棟のギモン
「ステロイドマスターへの道！
～ステロイドの使い方 きほんのき」

Sepsis-3の診断基準による早期診断，初期抗菌薬投与，循環・呼吸管理，さらに心機能・腎機能低下や呼吸不全など基礎疾患のある場合の対応まで解説．教科書通りにはいかない敗血症初期診療のリアルがわかる！

2018年2月号 （Vol.19 No.16）

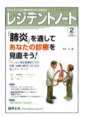

**「肺炎」を通して
あなたの診療を見直そう！**
パッション漲る指導医たちが
診断・治療の要所に切り込む誌上ティーチング

編集／坂本　壮

連載：カゲヨミ ～見えているのに読めないあなたへ
「まわりも見よう「外堀も埋めとかないと」」

研修医なら誰もが経験する肺炎診療を通して，疫学・身体所見・診断・治療・予防などすべての疾患に共通する診療への臨み方を熱く紹介．何を考え，どのように行動すべきかを知り，真の臨床力を身につけよう！

2018年1月号 （Vol.19 No.15）

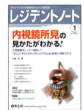

内視鏡所見の見かたがわかる！
正常画像をしっかり理解して、
「どこ」にある「どれくらい」の
「どんな」病変か判断できる

編集／大圃　研

連載：臨床検査専門医がコッソリ教える…検査のTips！
「胸痛は心臓や肺疾患とは限らない！」

見かたの基本はこれでバッチリ！内視鏡画像を見逃しなく読み，異常所見を見つける方法を教えます．前処置や正常画像の見えかたをまず理解し，所見の判別や表現，重症度の判断など，おさえるべき基礎が身につく！

2017年12月号 （Vol.19 No.13）

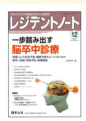

**一歩踏み出す
脳卒中診療**
患者さんの生命予後・機能予後をよくするための
素早い診断・再発予防・病棟管理

編集／立石洋平

連載：カゲヨミ ～見えているのに読めないあなたへ
「血管影の先細り「肺野は枯れ木のように」」

脳卒中の患者さんに出会ったときの考え方・動き方を解説．素早い診断や初期治療はもちろん，再発予防や病棟管理・リハビリまで，目の前の患者さんの生命予後・機能予後を改善させるためになすべきことがわかります！

Back Number

2017年11月号（Vol.19 No.12） 通巻250号

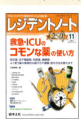

救急・ICUの コモンな薬の使い方

昇圧薬、抗不整脈薬、利尿薬、鎮静薬…
よく使う薬の実践的な選び方や
調整・投与方法を教えます

編集／志馬伸朗

連載：みんなで解決！病棟のギモン
「血糖値は下げたいけど網膜症の進行が心配」

2017年10月号（Vol.19 No.10）

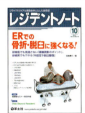

やさしく考える 抗血栓薬・止血薬

研修医でも見逃さない
「画像読影のポイント」、
研修医でもできる「外固定や脱臼整復」

編集／田島康介

連載：ドクターSの診療ファイル
～SDHから探る、患者に隠れた健康問題とは「母子手帳の謎を解け」

2017年9月号（Vol.19 No.9）

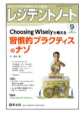

Choosing Wisely で考える習慣的 プラクティスのナゾ

編集／北　和也

連載：臨床検査専門医がコッソリ教える…
検査のTips！「脱水があるのにUN/Crが上昇しない理由は？」

2017年8月号（Vol.19 No.7）

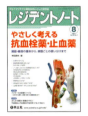

やさしく考える 抗血栓薬・止血薬

凝固・線溶の基本から、
病態ごとの使い分けまで

編集／神田善伸

連載：ドクターSの診療ファイル
～SDHから探る、患者に隠れた健康問題とは「治らない糖尿病の謎」

2017年7月号（Vol.19 No.6）

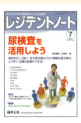

尿検査を活用しよう

検体を正しく扱い、
色や尿沈渣などから情報を読み解き、
より早く・正確な診療ができる！

編集／高岸勝繁，上田剛士

連載：みんなで解決！病棟のギモン
「原因不明もザラ？「失神」診療は系統的アプローチが肝心」

2017年6月号（Vol.19 No.4）

急変につながる 危険なサインを 見逃すな！

病棟コールへの動き方を教えます

編集／坂本　壮

連載：眼科エマージェンシー こんなときどうする？
「外傷後から二重に見える！」

2017年5月号（Vol.19 No.3）

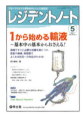

1から始める輸液 ～基本中の基本からおさえる！

現場ですぐに必要な知識を身につけ、
救急や病棟、周術期で
よくみる状況への対応がわかる！

編集／森本康裕

連載：カゲヨミ
「傍気管線「右だけですよ」」

バックナンバーのご購入は，今すぐ！

- ●お近くの書店で：レジデントノート取扱書店
  （小社ホームページをご覧ください）
- ●ホームページから：www.yodosha.co.jp
- ●小社へ直接お申し込み：TEL 03-5282-1211（営業）
  FAX 03-5282-1212

1冊：定価（本体2,000円＋税）
※ 年間定期購読もおすすめです！

レジデントノート 電子版 ～バックナンバー

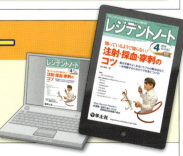

★現在市販されていない号を含む，レジデントノート月刊既刊誌の
創刊号～2014年度発行号までを，
電子版（PDF）にて取り揃えております．

・購入後すぐに閲覧可能　・Windows/Macintosh/iOS/Android対応

詳細はレジデントノートHPにてご覧ください▶ www.yodosha.co.jp/rnote/

増刊 レジデントノート

1つのテーマをより広くより深く

☐ 年6冊発行　☐ B5判

Vol.19 No.17　増刊（2018年2月発行）

小児救急の基本
「子どもは苦手」を克服しよう！

熱が下がらない、頭をぶつけた、泣き止まない、
保護者への説明どうする？ など、
あらゆる「困った」の答えがみつかる！

編集／鉄原健一

☐ 定価（本体4,700円＋税）
☐ ISBN978-4-7581-1603-9

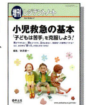

Vol.19 No.14　増刊（2017年12月発行）

主治医力がさらにアップする！
入院患者管理パーフェクト Part2

症候対応、手技・エコー、栄養・リハ、退院調整、
病棟の仕事術など、超必須の31項目！

編集／石丸裕康，森川　暢

☐ 定価（本体4,700円＋税）
☐ ISBN978-4-7581-1597-1

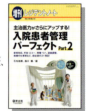

Vol.19 No.11　増刊（2017年10月発行）

糖尿病薬・インスリン治療
知りたい、基本と使い分け

経口薬？インスリン？ 薬剤の特徴を
掴み、血糖管理に強くなる！

編集／弘世貴久

☐ 定価（本体4,700円＋税）
☐ ISBN978-4-7581-1594-0

Vol.19 No.8　増刊（2017年8月発行）

いざというとき慌てない！
マイナーエマージェンシー

歯が抜けた、ボタン電池を飲んだ、
指輪が抜けない、ネコに咬まれたなど、
急患の対応教えます！

編集／上山裕二

☐ 定価（本体4,700円＋税）
☐ ISBN978-4-7581-1591-9

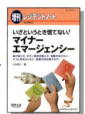

Vol.19 No.5　増刊（2017年6月発行）

主訴から攻める！
救急画像

内因性疾患から外傷まで、
すばやく正しく、撮る・読む・動く！

編集／舩越　拓

☐ 定価（本体4,700円＋税）
☐ ISBN978-4-7581-1588-9

Vol.19 No.2　増刊（2017年4月発行）

診断力を超強化！
症候からの内科診療

フローチャートで見える化した
思考プロセスと治療方針

編集／徳田安春

☐ 定価（本体4,700円＋税）
☐ ISBN978-4-7581-1585-8

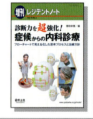

Vol.18 No.17　増刊（2017年2月発行）

神経内科がわかる、
好きになる

今日から実践できる診察・診断・
治療のエッセンス

編集／安藤孝志，山中克郎

☐ 定価（本体4,700円＋税）
☐ ISBN978-4-7581-1582-7

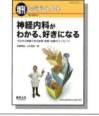

Vol.18 No.14　増刊（2016年12月発行）

救急・病棟での悩み解決！
高齢者診療で
研修医が困る疑問を
集めました。

編集／関口健二，許　智栄

☐ 定価（本体4,500円＋税）
☐ ISBN978-4-7581-1579-7

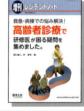

Vol.18 No.11　増刊（2016年10月発行）

外傷の診かた
重症でも軽症でも
迷わず動ける！

編集／田中　拓

☐ 定価（本体4,500円＋税）
☐ ISBN978-4-7581-1576-6

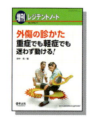

Vol.18 No.8　増刊（2016年8月発行）

もっと診断に直結する！
検査の選び方、
活かし方　Update

臨床の疑問を解決し、
賢く検査を使いこなす！

編集／野口善令

☐ 定価（本体4,500円＋税）
☐ ISBN978-4-7581-1573-5

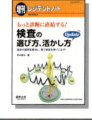

発行　羊土社 YODOSHA

〒101-0052　東京都千代田区神田小川町2-5-1　TEL 03(5282)1211　FAX 03(5282)1212
E-mail：eigyo@yodosha.co.jp
URL：www.yodosha.co.jp/

ご注文は最寄りの書店，または小社営業部まで

レジデントノート 次号 5月号 予告
（Vol.20 No.3）2018年5月1日発行

特集

X線所見から絞り込む 胸部画像診断（仮題）

編集／芦澤和人（長崎大学大学院医歯薬学総合研究科 臨床腫瘍学分野）

CTが発展し，広く普及している現在においても，胸部X線は多くの情報を得ることができる重要なモダリティです．5月号では胸部X線画像について，読影の順序や陰影の表現方法などの基本的事項から，異常陰影からどのような疾患が鑑別にあがり，どう絞り込んで診断にたどり着くのかを複数の症例をもとに具体的にご解説いただきます．今のうちに押さえておきたい胸部X線画像の読影の基本が身につきます．

1）総論：胸部X線読影の基本 ………………………………… 須賀加奈，栗原泰之
2）浸潤影，すりガラス影のみかた …………………………………………… 野間惠之
3）結節影（空洞を含む）のみかた ………………………………………… 竹中大祐
4）びまん性線状影のみかた ………………………………………………… 中園貴彦
5）びまん性粒状影のみかた …………………………………… 田中伸幸，國弘佳枝
6）無気肺のみかた ………………………………………………… 室田真希子，佐藤 功
7）肺外病変のみかた ………………………………………………………………… 原 眞咲

連載

● **よく使う日常治療薬の正しい使い方**
「消化性潰瘍治療薬の使い方」（仮題）
………………………… 福井広一，三輪洋人（兵庫医科大学 内科学・消化管科）

● **循環器セミナー 実況中継 The Reality of Drug Prescription**
「循環器関連薬剤⑥ 脂質異常症治療薬と抗血小板療法：後編」（仮題）
………………… 監修／西原崇創（東京医科大学八王子医療センター 循環器内科）ほか

その他

● 「レジデントノート」へのご感想・ご意見・ご要望をお聞かせください！
読者の皆さまからのご意見を誌面に反映させ，より日常診療に役立つ誌面作りをしていきたいと存じております．小社ホームページにてアンケートを実施していますので，ぜひご意見をお寄せください．アンケートにお答え下さった方のなかから抽選でプレゼントも実施中です！

編集幹事（五十音順）

- 飯野靖彦（日本医科大学名誉教授）
- 五十嵐徹也（茨城県病院事業管理者）
- 坂本哲也（帝京大学医学部 救命救急センター教授）
- 奈良信雄（順天堂大学医学部 特任教授，東京医科歯科大学 特命教授）
- 日比紀文（学校法人 北里研究所 北里大学 大学院医療系研究科 特任教授）
- 山口哲生（東京メディサイトクリニック）

編集委員（五十音順）

- 石丸裕康（天理よろづ相談所病院 総合診療教育部・救急診療部）
- 一瀬直日（赤穂市民病院 内科・在宅医療部）
- 大西弘高（東京大学大学院医学系研究科 医学教育国際研究センター）
- 川島篤志（市立福知山市民病院 研究研修センター・総合内科）
- 香坂 俊（慶應義塾大学 循環器内科）
- 柴垣有吾（聖マリアンナ医科大学病院 腎臓・高血圧内科）
- 畑 啓昭（国立病院機構京都医療センター 外科）
- 林 寛之（福井大学医学部附属病院 総合診療部）
- 堀之内秀仁（国立がん研究センター中央病院 呼吸器内科）

レジデントノート購入のご案内

これからも臨床現場での「困った！」「知りたい！」に答えていきます！

年間定期購読（送料無料）

- 通常号（月刊2,000円×12冊）
  ……… 定価（本体24,000円＋税）
- 通常号＋増刊号
  （月刊2,000円×12冊＋増刊4,700円×6冊）
  ……… 定価（本体52,200円＋税）
- 通常号＋WEB版 ※1
  ……… 定価（本体27,600円＋税）
- 通常号＋WEB版 ※1 ＋増刊号
  ……… 定価（本体55,800円＋税）

便利でお得な年間定期購読をぜひご利用ください！

✓ 送料無料※2
✓ 最新号がすぐ届く！
✓ お好きな号からはじめられる！
✓ WEB版でより手軽に！

※1 WEB版は通常号のみのサービスとなります
※2 海外からのご購読は送料実費となります

下記でご購入いただけます
- お近くの書店で
  レジデントノート取扱書店（小社ホームページをご覧ください）
- ホームページから または 小社へ直接お申し込み
  www.yodosha.co.jp
  TEL 03-5282-1211（営業）FAX 03-5282-1212

◆ 編集部より ◆

レジデントノートはおかげさまで20年目を迎えました．日頃のご支援に心より御礼申し上げます．小誌の創刊時はまだ，卒後臨床研修が必修化される前でした（1999年）．研修医の困りごとは何か，多くの先生方を取材しお話を伺ったことを懐かしく思い出します．その先生方が，いまは指導医として教育や臨床でご活躍されていまして，とても嬉しく思います．こちらは勝手に「共に歩ませていただいた」と思っているものですから，そういう意味でも感慨深いものがございます．私どもはこれからも，小誌の役割をしっかり自覚して編集に努めてまいります．今後ともご指導ご鞭撻を賜りますよう，謹んでお願い申し上げます．　　（久本）

レジデントノート

Vol. 20 No. 1 2018〔通巻257号〕
2018年4月1日発行 第20巻 第1号
2019年5月30日第3刷発行
ISBN978-4-7581-1605-3
定価 本体2,000円＋税（送料実費別途）
年間購読料
　24,000円＋税（通常号12冊，送料弊社負担）
　52,200円＋税（通常号12冊，増刊6冊，送料弊社負担）
郵便振替 00130-3-38674
© YODOSHA CO., LTD. 2018
Printed in Japan

発行人	一戸裕子
編集人	久本容子
副編集人	保坂早苗
編集スタッフ	田中桃子，遠藤圭介，清水智子
広告営業・販売	菅野英昭，加藤 愛，中村恭平
発行所	株式会社 羊土社 〒101-0052　東京都千代田区神田小川町2-5-1 TEL 03（5282）1211／FAX 03（5282）1212 E-mail eigyo@yodosha.co.jp URL www.yodosha.co.jp/
印刷所	株式会社 平河工業社
広告申込	羊土社営業部までお問い合わせ下さい．

本誌に掲載する著作物の複製権・上映権・譲渡権・公衆送信権（送信可能化権を含む）は（株）羊土社が保有します．
本誌を無断で複製する行為（コピー，スキャン，デジタルデータ化など）は，著作権法上での限られた例外（「私的使用のための複製」など）を除き禁じられています．研究活動，診療を含み業務上使用する目的で上記の行為を行うことは大学，病院，企業などにおける内部的な利用であっても，私的使用には該当せず，違法です．また私的使用のためであっても，代行業者等の第三者に依頼して上記の行為を行うことは違法となります．

JCOPY ＜（社）出版者著作権管理機構 委託出版物＞本誌の無断複写は著作権法上での例外を除き禁じられています．複写される場合は，そのつど事前に，（社）出版者著作権管理機構（TEL 03-3244-5088, FAX 03-3244-5089, e-mail：info@jcopy.or.jp）の許諾を得てください．

好評書のご案内

◎創刊60周年。信頼と実績の治療法年鑑

今日の治療指針 2018年版
私はこう治療している

総編集　福井次矢・高木　誠・小室一成

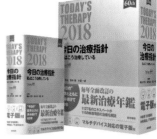

2018年版の特徴
- 第60巻記念企画「総編集者が選ぶ―これからの医療がわかる10大テーマ」を掲載。
- 第27章「在宅医療」を新設。
- 新見出し「不適切処方」を主な疾患項目に掲載し、薬物療法の注意点を解説。
- 1158疾患項目は毎年全面書き下ろし。

本書の特徴
- 日常臨床で遭遇するほぼすべての疾患・病態に対する治療法が、この1冊に。
- 大好評の付録「診療ガイドライン」：診療ガイドラインのエッセンスと利用上の注意点を簡潔に解説。

- デスク判(B5) 頁2192　2018年
  定価：本体19,000円＋税
  [ISBN978-4-260-03233-9]
- ポケット判(B6) 頁2192　2018年
  定価：本体15,000円＋税
  [ISBN978-4-260-03234-6]

◎添付文書を網羅。さらに専門家の解説を加えた治療薬年鑑

治療薬マニュアル 2018

監修　髙久史麿・矢﨑義雄／編集　北原光夫・上野文昭・越前宏俊

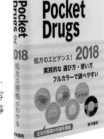

本書の特徴
- ハンディサイズ本では唯一「使用上の注意」をすべて収録
- 収録薬剤数は約2,300成分・18,000品目。2017年に収載された新薬を含むほぼすべての医薬品情報を収載。
- 添付文書に記載された情報を分かりやすく整理し、各領域の専門医による臨床解説を追加。
- 医薬品レファレンスブックとして、医師・薬剤師・看護師ほかすべての医療職必携の1冊。

● B6　頁2752　2018年　定価：本体5,000円＋税　[ISBN978-4-260-03257-5]

◎添付文書情報＋オリジナル情報が充実した、ポケット判医薬品集

Pocket Drugs 2018

監修　福井次矢／編集　小松康宏・渡邉裕司

本書の特徴

治療薬を薬効ごとに分類し、第一線で活躍の臨床医による「臨床解説」、すぐに役立つ「選び方・使い方」、薬剤選択・使用の「エビデンス」を、コンパクトにまとめた。欲しい情報がすぐに探せるフルカラー印刷で、主要な薬剤は製剤写真も掲載。臨床現場で本当に必要な情報だけをまとめた1冊。2018年版では、運転注意・休薬・投与期間制限等の情報を追加し、コンパクトなサイズのまま、さらに充実。

● A6　頁1090　2018年　定価：本体4,200円＋税　[ISBN978-4-260-03196-7]

◎「パニック値」の本文への掲載と基準値のデザイン改良でますます便利に！

臨床検査データブック 2017-2018

監修　高久史麿
編集　黒川　清・春日雅人・北村　聖

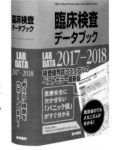

"考える検査"をサポートする検査値判読マニュアルの改訂版。「パニック値」の本文への掲載と基準値のデザイン改良でさらに便利に！ 新規保険収載項目などの最新情報も。

● B6　頁1104　2017年　定価：本体4,800円＋税　[ISBN978-4-260-02826-4]

医学書院

〒113-8719　東京都文京区本郷1-28-23　[WEBサイト] http://www.igaku-shoin.co.jp
[販売部] TEL：03-3817-5650　FAX：03-3815-7804　E-mail：sd@igaku-shoin.co.jp

「研修ノート」シリーズ

シリーズ総監修　自治医科大学学長　永井　良三

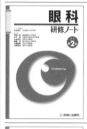

産婦人科研修ノート （改訂第2版）

編集　帝京大学教授　綾部　琢哉
　　　東京大学教授　大須賀　穣

産婦人科専攻医を対象に，マスターすべき産婦人科の知識はもちろん，医師としての心構えや患者，スタッフとのコミュニケーション，各種書類の書き方まで，臨床現場で役立つ147のエッセンスをまとめた．また，医師の経験談やアドバイスをコラムとして72本収録．最新の情報を盛り込み，5年ぶりに全面改訂．

● A5判・608頁・定価（本体7,000円+税）　ISBN978-4-7878-2037-2

眼科研修ノート （改訂第2版）

編集　慶應義塾大学教授　坪田　一男
　　　京都府立医科大学教授　木下　茂
　　　岐阜大学教授　山本　哲也
　　　東京医科大学教授　後藤　浩
　　　筑波大学教授　大鹿　哲郎
　　　熊本大学教授　谷原　秀信

研修医，若手医師を対象に，知っておくべき検査手技，眼疾患，眼光学の基礎はもちろんのこと，眼科医としての心構えや患者・スタッフとのコミュニケーション，社会的知識と制度，カルテの書き方まで，臨床現場で役立つ112のエッセンスを詳説．付録として，眼科で使用頻度の高い点眼薬・内服薬の薬剤一覧，眼科医が覚えておくべき略語一覧なども収録．

● A5判・602頁・定価（本体8,200円+税）　ISBN978-4-7878-2174-4

整形外科研修ノート （改訂第2版）

編集　横浜市立大学教授　齋藤　知行
　　　名古屋市立大学教授　大塚　隆信
　　　京都府立医科大学教授　久保　俊一

整形外科医を志す研修医，若手医師を対象に，医師としての心構えから検査・疾患・手技手術，書類の書き方まで臨床現場で役立つエッセンスを詳説．待望の改訂版．

● A5判・816頁・定価（本体8,800円+税）　ISBN978-4-7878-2209-3

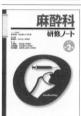

麻酔科研修ノート （改訂第2版）

責任編集　順天堂大学教授　稲田　英一
編集　　鹿児島大学教授　上村　裕一
　　　　金沢医科大学教授　土田　英昭
　　　　福島県立医科大学教授　村川　雅洋

麻酔科専門医を志す後期研修医・および指導医が主な読者対象．キーとなる麻酔手技，周術期合併症，危機管理，術式別麻酔ポイントなど，麻酔科医なら知っておきたい臨床現場のエッセンスを余すところなく収載．待望の改訂第2版．

● A5判・688頁・定価（本体7,200円+税）　ISBN978-4-7878-2046-4

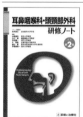

耳鼻咽喉科・頭頸部外科研修ノート （改訂第2版）

編集　東京大学教授　山岨　達也
　　　慶應義塾大学教授　小川　郁
　　　神戸大学教授　丹生　健一
　　　京都学園大学副学長　久　育男
　　　東京慈恵会医科大学名誉教授　森山　寛
　　　信州大学教授　宇佐美真一

耳鼻咽喉科・頭頸部外科医を志す研修医・若手医師を対象に，心構えから解剖・検査・疾患・手技，書類の書き方や最新トピックスまでを網羅．臨床現場で役立つ164項目を収載．第2版では新たに，専門医，国際学会，留学，アレルギー性鼻炎，Baha，咽頭癌手術，手術支援機器，小児聴覚障害，頭頸部癌，分子標的薬，遺伝カウンセリング，指定難病医療費補助制度，感染症届出基準，漢方薬，検査・周術期，妊産婦の項目が加わりさらに充実．

● A5判・672頁・定価（本体7,500円+税）　ISBN978-4-7878-2239-0

皮膚科研修ノート

編集　東京大学教授　佐藤　伸一
　　　筑波大学教授　藤本　学

皮膚科医が知っておくべき心得や勉強法・コミュニケーションなどの基本姿勢から，皮膚の構造や病理組織などの基礎知識，臨床で活かせる検査手技・治療法，社会的知識と制度，各種書類の書き方まで網羅した研修医・若手医師必携の書．付録として皮膚科領域の代表的薬剤一覧を収載．

● A5判・712頁・定価（本体8,800円+税）　ISBN978-4-7878-2134-8

診断と治療社

〒100-0014　東京都千代田区永田町2-14-2山王グランドビル4F
電話　03(3580)2770　FAX　03(3580)2776
http://www.shindan.co.jp/
E-mail:eigyobu@shindan.co.jp

(17.01)

好評書のご案内

送料は実費にて申し受けます。

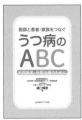

医師と患者・家族をつなぐ うつ病のABC
～早期発見・早期治療のために～

国立研究開発法人国立精神・神経医療研究センター名誉理事長
一般社団法人日本うつ病センター理事長　　樋口　輝彦　編

- 早期発見・早期治療がカギとなる"うつ病"。日常診療において見逃されやすいこの疾患における現状と治療のポイント、家族・周囲が行うサポートについて幅広く解説！
- 基本的な情報から治療、再発防止やライフステージ別の特徴まで、うつ病に関して知っておきたい内容を、図表・イラストを用いて詳述。
- 早期発見・診断・治療をめざし、疾患に接する一般診療医と精神科医が連携を深めるための一助として、また、患者本人や家族、産業医などにも参考になる、役立つ一冊！

■ B5判　148頁
定価
（本体3,400円+税）
送料実費

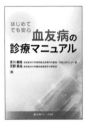

はじめてでも安心 血友病の診療マニュアル

埼玉医科大学病院総合診療内科教授／血栓止血センター長　宮川　義隆　編
東京医科大学臨床検査医学分野教授　天野　景裕

- 血友病の基本から新たな治療まで多岐にわたって網羅！興味のあるところから読み進められる良書！
- これから血友病を勉強しようと意欲に燃えている医師、看護師、薬剤師、カウンセラーにとって必携の書！患者とその家族にもわかりやすく安心して読めるよう図表、写真を満載！
- Clinical Question、コラムが豊富でかつ充実した内容！飽きさせない診療マニュアルの決定版！

■ A5判　296頁
定価
（本体4,600円+税）
送料実費

インフォームドコンセントのための図説シリーズ
悪性リンパ腫 改訂3版

国立研究開発法人 国立がん研究センター名誉総長／
国立病院機構 名古屋医療センター名誉院長　堀田　知光　編

- 前版から8年、待望の最新版発刊！悪性リンパ腫のリスク分けや治療方針、薬物療法や造血幹細胞移植などについて全面改訂を行い、より充実した内容に。
- 薬物療法では、リツキシマブを中心に新薬も含めて様々な単剤療法・併用療法を紹介！
- 患者さんはもとより、悪性リンパ腫の治療に関わる全ての関係者に読んでほしい一冊！

■ A4変型判　72頁
定価
（本体4,800円+税）
送料実費

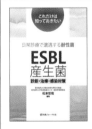

これだけは知っておきたい日常診療で遭遇する耐性菌
ESBL産生菌 －診断・治療・感染対策－

東京医科大学微生物学分野主任教授
東京医科大学茨城医療センター感染制御部部長　松本　哲哉　編著

- 近年、重要性が増してきている耐性菌のひとつ「ESBL (extended-spectrum β-lactamase：基質特異性拡張型β-ラクタマーゼ）産生菌」－。臨床の現場においてもしばしば遭遇するため、適確な診断や治療、感染対策が求められるようになってきている。
- 医療・介護関係者など、あらゆる職種にとってわかりやすい表現で解説したほか、検査、医療の現場において取るべき対応を具体的に記載。ESBL産生菌について、その性質や状況を熟知できる1冊。

■ A5判　194頁
定価
（本体3,800円+税）
送料実費

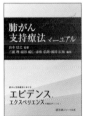

肺がん支持療法マニュアル

和歌山県立医科大学呼吸器内科・腫瘍内科（内科学第三講座）教授　山本　信之　監修
新潟県立がんセンター新潟病院内科 内科部長　三浦　理
順天堂大学大学院医学研究科呼吸器内科学助教　宿谷　威仁
和歌山県立医科大学呼吸器内科・腫瘍内科（内科学第三講座）助教　赤松　弘朗　編集
静岡県立静岡がんセンター呼吸器内科医長　釼持　広知

- がん治療の成功には欠かせない"支持療法"－新たな治療薬が続々と登場する中、肺がんにおける支持療法マニュアルの唯一にして決定版となる書籍をここに刊行！
- 実際の診療に携わる国内50施設の若手エキスパートに、肺がん支持療法に関するアンケート調査を実施。"エビデンスのない支持療法、みんなは実際どうしているのか？"という疑問に対して選択肢を導き出せる画期的内容！

■ A5判　172頁
定価
（本体3,200円+税）
送料実費

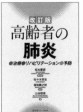

高齢者の肺炎～治療・リハビリテーション・予防～　改訂版

長崎大学名誉教授／公益財団法人結核予防会学術相談役　松本　慶蔵　総監修
仙台富沢病院院長　佐々木英忠　監修
順天堂大学名誉教授　福地義之助
東北大学大学院医学系研究科先進感染症予防学寄附講座教授　山谷　睦雄　編

- 好評を博した前版から6年、最新の知見を盛り込み内容を大幅刷新。脳梗塞や精神疾患、インフルエンザなど、高齢者特有の様々な併存疾患との関連を紐解きながら、予防、リハビリテーションまで詳述。
- 治療に供する薬品名や診断・予防のための資材・器材は具体名を紹介。臨床現場ですぐに役立つ治療指南書の決定版！

■ B5判　306頁
定価
（本体7,000円+税）
送料実費

株式会社 医薬ジャーナル社
〒541-0047 大阪市中央区淡路町3丁目1番5号／淡路町ビル21　電話 06(6202)7280(代) FAX 06(6202)5295
〒101-0061 東京都千代田区神田三崎町2丁目7番6号／浅見ビル　電話 03(3265)7681(代) FAX 03(3265)8369
振替番号 00910-1-33353

http://www.iyaku-j.com/　書籍・雑誌バックナンバー検索、ご注文などはインターネットホームページからが便利です。

ポケット医薬品集 2018年版

東京大学大学院 客員教授　**澤田康文**
東京大学大学院 准教授　**佐藤宏樹**　著
鳥取大学 名誉教授　**龍原　徹**

ハンドメイドだからできる プロフェッショナルの医薬品集

- B6変型判　1,373頁
- 定価（本体4,700円＋税）
- 2018年2月発行

30年間貫き続ける独自の編集スタイルで唯一無二の医薬品情報を整理しました。

薬理作用・生理機能を **ポイント解説！**

処方作成・確認に必須となる医薬品情報の重要エッセンスを **簡潔整理！**

違いがわかる **同効薬の比較表！**
薬物動態の特徴を一覧できる!!

詳しくはWebで

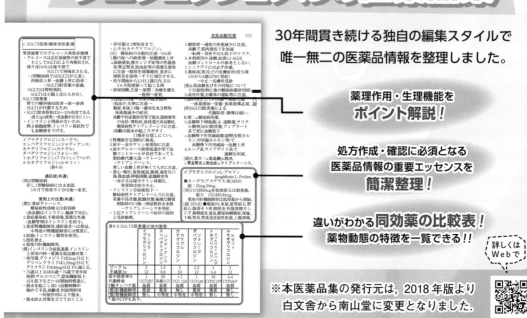

※本医薬品集の発行元は，2018年版より白文舎から南山堂に変更となりました．

 南山堂　〒113-0034 東京都文京区湯島4-1-11　TEL 03-5689-7855　FAX 03-5689-7857（営業）
URL http://www.nanzando.com
E-mail eigyo_bu@nanzando.com

Book Information

基本をおさえる腹部エコー 改訂版
撮りかた、診かた、考えかた

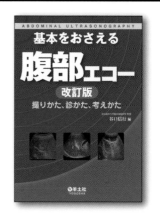

編集／谷口信行

□ 定価（本体 4,400円＋税）　□ B5判　□ 255頁　□ ISBN978-4-7581-1050-1

- 「描出できない！」「見落しがないか不安」といった悩みも解消！
- 覚えておきたい診断方法や重要Point, コツをベテラン医師が解説します
- 研修医はもちろん消化器を専門としない医師にもおすすめ！

"腕"が問われる腹部エコーの基礎固めに最適です！

基本をおさえる心エコー 改訂版
撮りかた、診かた、考えかた

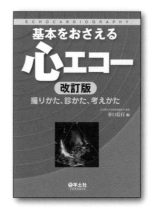

編集／谷口信行

□ 定価（本体 4,200円＋税）　□ B5判　□ 171頁　□ ISBN978-4-7581-0752-5

- 超音波解剖, 画像モードの選び方や探触子の当て方から診断までわかる！
- 「マスターしたい基本のワザ」と「必ず使えるプロの秘技」が同時に学べる！
- 研修医はもちろん循環器を専門としない医師にもおすすめ！

難しいと思われがちな心エコーに自信がつく！

救急超音波診
救急診療にエコーを活用する

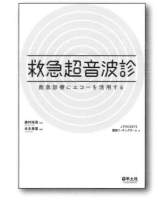

監修／森村尚登　編集／本多英喜　著／J-POCKEYS開発ワーキングチーム

□ 定価（本体4,600円＋税）　□ B5判　□ 176頁　□ ISBN978-4-7581-1799-9

- エコーで全身を診て, 迅速に判断するための必須ポイント・考え方を解説！
- 緊急度・重症度の評価・診断やマイナーエマージェンシー, 穿刺補助, モニタリング…等, 各場面での活かし方を1冊にギュッと凝縮！

来院前〜ICUまで, そして病棟で, エコーを徹底的に活かす！

発行　羊土社 YODOSHA　〒101-0052　東京都千代田区神田小川町2-5-1　TEL 03(5282)1211　FAX 03(5282)1212
E-mail：eigyo@yodosha.co.jp
URL：www.yodosha.co.jp/

ご注文は最寄りの書店, または小社営業部まで

レジデントノート 4月号
掲載広告 INDEX

■ 企業

(株)油井コンサルティング ………… 表2	医学書院…………………………… 後付1
(株)三和化学研究所 ………………… 表3	診断と治療社……………………… 後付2
第一三共(株) ………………………… 表4	医薬ジャーナル社………………… 後付3
(株)メディックメディア ………………… 6	南山堂……………………………… 後付4
MRT(株) ……………………………… 12	

■ 病院

野崎徳洲会病院附属研究所……………… 2	日本医科大学付属病院総合診療センター
宇治徳洲会病院……………………………… 4	……………………………………… 13
京都家庭医療学センター…………………… 11	徳洲会グループ…………………… 20

◆ 広告掲載のご案内 ◆ 「レジデントノート」を製品広告の掲載，研修医募集にご利用下さい！

お陰様で大変多くの研修医・医学生の方にご愛読いただいている小誌は，製品紹介，人材募集のための媒体としても好評をいただいております．

広告は，カラー・白黒・1/2ページ・1ページがございます．本誌前付・後付広告をご参照下さい．

なお，本誌に出稿していただくと，サービスとして小社のメール配信（メディカルON-LINE）やホームページにも広告内容を掲載しますのでさらに効果的です！

詳しくは下記までお気軽にお問合せ下さい

■ TEL ：03-5282-1211　■ FAX ：03-5282-1212
■ メール：ad-resi@yodosha.co.jp
■ 郵便 ：〒101-0052 東京都千代田区神田小川町2-5-1
　　　　　　株式会社 羊土社 営業部担当：菅野（かんの）